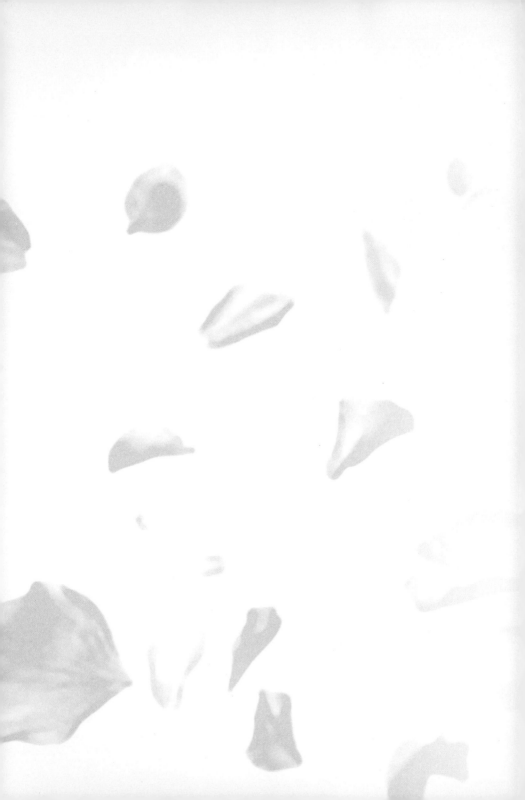

Beautiful Life

Beautiful Life

透過花精穴位敷貼,
由身入心, 校調整體能量, 綻放生命光彩

巴赫花精
與經絡

Applying The Flower Essences Of Dr. Bach To Acupuncture Sites

FLORAL
ACUPUNCTURE

WARREN BELLOWS
華倫・貝洛斯

DEBORAH CRAYDON
黛博拉・克萊頓

著

舒子宸 譯

李潁哲 審定

當醫生在龐雜的成分中，

簡化整合出單一化合物，

並從中製備出一種藥劑。

就像上帝所實現的顯著奇蹟，

祂在元素及星辰中合成出一種化合物，

並與人類調和，將人變成了蒼穹、元素；

簡而言之，

整個宇宙的本質，

都隱藏在一個纖細的身體裡。

──帕拉塞爾蘇斯（Paracelsus, 1493-1541）

僅以此書獻給這「纖細的身體」，

及它所蘊含的奇蹟。

推薦序

當巴赫花精遇上針灸經絡穴位

　　二〇一〇年夏天，我帶領一群學生來拜訪 Healing Herbs 花精製作公司的朱利安（Julian Barnard），此時我收到了 *Floral Acupuncture* 兩位作者的贈書，他們希望未來能夠跟我有更多的交流，分享彼此使用巴赫花精的經驗。

　　在收到這本贈書之前，其實就在此書剛出版的時候，我已經研讀過此書，並且將其中建議的療癒技巧運用在臨床的醫療工作上，此外，我也進行花精教學

當 巴 赫 花 精 遇 上 針 灸 經 絡 穴 位

的工作，將這本書的內容和經驗，介紹給一些花精的同好者。然而這幾年對花精療法的研究，我個人比較偏好德國 Dietmar Krämer 所提出的，新巴赫花精理論與療癒方式，同時我自己也結合中醫學的理念，研發出一套新的花精診療方法，因此對這本書所提出的研究內容，就沒有進一步的探討。

近年來，除了持續研究花精療法之外，我也在「聖火傳承」的心靈成長團體持續地精進和學習，特別是在「蓮花針灸」這種特殊心靈療癒法的運用和教學經驗中，對傳統中醫學的經絡和針灸穴位，有更進一步的了解與領悟，發現「經絡」是靈魂將個人天堂的光帶入身體的通道，而「穴位」則是光的通道與門戶。

這次很榮幸受邀為這本翻譯書做審定的工作，讓我有機會再一次探索這本書的奧祕，真的令人歎為觀止，很多作者的黃金智慧，在這次的審定工作中，

一一地為我揭開了序幕，打開我一些新的視野。本書的作者之一黛博拉‧克萊頓是夏威夷花精的創始者，而另外一位作者華倫‧貝洛斯是資深的五行針灸醫師，他們將巴赫花精代替傳統的針具，塗抹在十四經絡的特定穴位時，花精不只是可以平衡情緒，而針灸也不只是能夠疏通氣血，兩者巧妙的結合，將可以帶領我們全觀整個生命的歷程，當靈魂在進化提升的階段過程中，我們都可以運用花精和經絡穴位來協助自己轉化。

我深信，事情的發生絕對不是偶然的，這本書雖然已經出版許多年，但是會在這個時間點再度出現，並且翻譯成中文書，讓華人世界有機會去探索針灸的古老智慧，以及花精新的心靈療癒觀點，一定有它們的意義和道理。就如同巴赫花精發明至今，已經有八十多年的歷史，但花精療法的療癒觀念，才剛剛被人們所認識和接受。

當 巴 赫 花 精 遇 上 針 灸 經 絡 穴 位

　　這絕對是一本相當有內涵與深度的好書，值得大家慢慢地、細緻地去品味，並且在日常生活中運用和實踐。

—— 李穎哲

【現任】

李穎哲中醫診所　院長 / 中醫師
IFEC 國際花精研究推廣中心　創辦人 / 專任講師
英國十二個療癒者信託（Twelve Healers Trust）　合作夥伴
聖火傳承　靈性大師與老師
蓮花針灸療癒法　老師

【經歷】

臺北醫學大學進修推廣部　講師
全昌堂傳統中醫醫院　中醫師
亞東醫院小兒科　住院醫師

【學歷】

中國醫藥大學（臺灣）中醫系　畢業

目 錄

CONTENTS

推薦序 當巴赫花精遇上針灸經絡穴位　李穎哲 006

引言 花精應用的未來展望 013

CHAPTER
1
花精概述 023

花精在治療上的應用 / 花精療癒的不同階段
新的花精外用法 / 水的印記能力
經絡和穴位的本質 / 水作為導體 / 人體能量場層次的療癒

CHAPTER
2
針灸的五行理論 045

針灸之道 / 五個階段及其相應的元素
十二經絡和它們的相應元素
具有生產力的迴路：任脈和督脈

CHAPTER
3
花精使用於針灸穴位 073

使用規則 / 花精在穴位上的使用
使用覺知來療癒 / 專業療癒者應用須知

CHAPTER 4

三十八支巴赫花精
及其對應穴位 085

龍芽草 / 龍芽草花精的針灸穴位 089
白楊 / 白楊花精的針灸穴位 093
山毛櫸 / 山毛櫸花精的針灸穴位 097
矢車菊 / 矢車菊花精的針灸穴位 101
紫金蓮 / 紫金蓮花精的針灸穴位 / 105
直接使用紫金蓮花精在心臟區域上
櫻桃李 / 櫻桃李花精的針灸穴位 110
栗樹芽苞 / 栗樹芽苞花精的針灸穴位 113
菊苣 / 菊苣花精的針灸穴位 117
鐵線蓮 / 鐵線蓮花精的針灸穴位 121
野生酸蘋果 / 野生酸蘋果花精的針灸穴位 125
榆樹 / 榆樹花精的針灸穴位 129
龍膽 / 龍膽花精的針灸穴位 133
荊豆 / 荊豆花精的針灸穴位 137
石楠 / 石楠花精的針灸穴位 141
冬青 / 冬青花精的針灸穴位 145
忍冬 / 忍冬花精的針灸穴位 149
角樹 / 角樹花精的針灸穴位 153
鳳仙花 / 鳳仙花花精的針灸穴位 157
落葉松 / 落葉松花精的針灸穴位 161
溝酸漿 / 溝酸漿花精的針灸穴位 165
芥末 / 芥末花精的針灸穴位 169
橡樹 / 橡樹花精的針灸穴位 173
橄欖 / 橄欖花精的針灸穴位 177

松樹／松樹花精的針灸穴位 181

紅栗花／紅栗花花精的針灸穴位 185

岩玫瑰／岩玫瑰花精的針灸穴位 189

岩泉水／岩泉水花精的針灸穴位 193

線球草／線球草花精的針灸穴位 196

聖星百合／聖星百合花精的針灸穴位 200

甜栗花／甜栗花花精的針灸穴位 204

白栗花／白栗花花精的針灸穴位 207

馬鞭草／馬鞭草花精的針灸穴位 210

葡萄藤／葡萄藤花精的針灸穴位 214

胡桃／胡桃花精的針灸穴位 219

水堇／水堇花精的針灸穴位 223

野生燕麥／野生燕麥花精的針灸穴位 226

野玫瑰／野玫瑰花精的針灸穴位 230

柳樹／柳樹花精的針灸穴位 234

特殊治療方式

治療焦慮：重生

消除沮喪：恢復光明

火元素與水元素：用熱情連結生命目標

急救

花精加冕

花精及其對應經絡

作者註記 251

其他產品 254

花精、針灸與自我療癒 256

致謝 259

花精應用的未來展望

　　本書旨在將針灸和花精的治療方式，結合轉化
為身體的液態光療系統。每個針灸穴位都有特定的共
振頻率編碼，當穴位受到刺激時，該頻率會通過經絡
系統向身體、心理和精神發送訊號。而將花精應用於
穴位，是用自然花卉製作的花精取代傳統不鏽鋼針灸
針。花精成為催化劑，刺激氣或是生命力通過經絡系
統運行於身體。將刺激穴位的催化劑從金屬轉變為自
然鮮活的花朵頻率，能在身體與自然界之間創造一種
嶄新且令人振奮的交流和對話。

花精中蘊含了光譜和色彩，當應用於與其相應的穴位時，會產生倍增效應，能恢復人的生機和活力，並將其提升至新的頻率。應用這種治療方式，會將花卉的自然之力與身體、靈魂和精神加以全面連結，產生頻率加乘效果。

在這種治療應用中，身體是最主要的角色。這種方式的最大特點，是在身體中根植心理的洞察力，使你能透過直接的實際行動來實現生命目標。這種治療系統能激勵身體積極參與情緒、心理和精神的種種歷程。將花精用於體外理療，會比內服更加簡便。你可以經常且放心地使用花精來協助、啟動身體，讓自己能更輕易嘗試生命中的新事物。

體外花精療癒的應用，為相關專業人士、身體工作者和居家理療，提供了一個優雅的系統，讓他們能使用自然花朵的頻率來體驗針灸的療癒效果。但需要注意的是，這種治療方式旨在輔助，而非取代常規的

針灸治療。

背景

　　身為一名花精應用諮詢師，我對花精療癒的深層原理和技術的追求，促使我在一九九七年開始嘗試將花精應用於客戶的身體外部，而結果非常成功，這讓我更熱衷於探尋這些效果如何產生。

　　經過多年研究，我了解到在德國，人的乙太或生命體，已被識別出與東方針灸系統的經絡圖具有相同的分區。在此之後，我的目標變成了：定位不同的花精在經絡系統中能夠產生能量作用的各自對應區域。希望透過這種方式，可以對每種花精的能量產生更深層的理解，從而創造一種新的療癒技術，即花精療法的體外應用。

　　華倫・貝洛斯是位五行針灸師，他和我在不同時

期都是蘇格蘭芬德霍恩（Findhorn）社區的園丁。在
依據天人（devas，照亮植物王國，天使般的存在）給
予的訊息所設計的芬德霍恩花園（Findhorn Garden）
創立初期，我們就在那裡服務，這座花園當時獲得全
世界的關注，而與自然王國高等存有直接交流是當時
居住在那裡人們的常態。

　　在開始共同研究初期，華倫和我透過各自的能
力，發現了可以和諧、平衡且相容的方法，將自然之
力灌注在我們的研究中。在某種程度上，這是由於在
芬德霍恩的經歷，證實了我們從孩提時代以來具有的
特殊溝通能力，以及得益於我們各自職涯中，對於能
量感知能力的進一步訓練。

　　華倫第一次體驗替代醫療，是在芬德霍恩時使
用巴赫博士的花精系統。花精蘊含的能量與效力，啟
發和燃起了他對於療癒的興趣，並將此作為未來訓練
的目標之一。在研究許多療癒系統：包括健康觸療、

按摩、順勢療法,華倫最終接受了J. R.沃斯利（J. R. Worsley）的五行（Five-Element）針灸理論的培訓,並在過去二十年中不斷精進這門學問,在此領域成為一名大師級治療師。華倫在該領域的特殊專長之一,就是詩意地展現每個穴位的內涵。

我們的研究重點最初集中在測試高頻率花精（例如銀劍、蓮花、木蘭花）,以找到它們的穴位對應區。然而這段時間的工作,讓我們意識到要著重在花精的「本質」上,因此我們改變了重心,轉而專注研究依據巴赫醫生指示的方法所製作出來的花精,而我們認為這項研究將造福許多人。

在我九年的花精應用執業生涯中,分別在加州、夏威夷和科羅拉多州服務了眾多人。在此過程中,我見證了巴赫醫生的花精系統,無論在任何區域,總是能有效消除人們深層的否認、焦慮和抑鬱。我開始把巴赫醫生的系統,視為是為了讓人類精神重新綻放盛

開而誕生的奇蹟贈禮。對於華倫來說,再次接觸花精,就像是實現他在芬德霍恩時期所感受到對療癒的最原初悸動,使他開始投入學習針灸療癒。

我們花了十四個月的時間,有系統地測試了每一種花精,以找到與各別花精頻率相匹配的特定穴位,當找到與之最共鳴的穴位時,總是能得到一種充滿嶄新活力的能量振動作為回饋。

我們開始將不同的花精,應用於不同經絡原穴(meridian source points),以測試每個花精與哪條經絡最相應。我們觀察到一或兩條經絡可以被特定花精啟動一部分,然而,若是某個花精能量與特定經絡完全匹配,它必須能流經整個經絡,直至頭部並感覺能開啟顱板(cranial plates)。因此我們學會了等待,在將花精應用於經絡原穴之後,去等待這種頭部「綻放」的感覺,這表明顱板正在綻放,並將生命能量釋放到整個身體更精妙的層次中。

花 精 應 用 的 未 來 展 望

　　一旦我們找到此花精相應的經絡，就會花許多時間用自己的身體測試這條經絡線上的各個穴位，試圖找到一個會讓顧板頻繁「綻放」的穴點，我們把這種感覺作為將某支花精與其最完美共振的穴位匹配的標準，事實證明，這種感覺對身體而言是如此特別而非凡，精確不倚地讓我們定位每個花精相應的穴位。

　　而共振的針灸穴點能在身體中產生非常高頻的能量振動，連續穿過身體／心靈的各種系統和層次。雖然在經絡原穴上使用花精，能在身體產生和諧感，但如果是在精準的穴位點使用相應的花精，將能開啟經絡閘口的通道，讓穴位和花精的能量頻率在身體深處相互作用。

新的洞見

　　我期待並深信本書中許多研究內容，都將以一種嶄新的方式闡明並再次定義巴赫醫生最初的花精描述。

　　例如，巴赫醫生將**甜栗花**（Sweet Chestnut）花精描述成能協助在痛苦中感到形單影隻的人們。我們發現與甜栗花和諧匹配的穴位，是位於尾骨上的**督脈**（Governing Vessel Meridian）的第一個穴點 —— **長強穴**（Long Strength），它是身體陽氣匯入與初始之所。甜栗花能啟動長強穴的能量，揭示了巴赫醫生對甜栗花狀態下形單影隻的感覺的描述，並顯示這種狀態是精神能量未能與身體連結的結果。

　　白栗花（White Chestnut）是另一種平衡焦慮的花精，巴赫醫生描述其可用於治療腦中思緒來來去去，循環不停息的人。而我們發現與白栗花共振的相應針灸部位是**任脈**（Conception Vessel Meridian）上的第一個穴位，稱為**會陰穴**（Meeting of Yin），位於身體軀幹最底部的會陰處。這個穴位將所有陰性的生命能量聚集在一起，順著位於身體前方中央的任脈往上帶動，將這母性（陰性）的生命能量流淌全身。因此我們發現，在白栗花的狀態下，心靈會四處遊蕩，因為

20

花 精 應 用 的 未 來 展 望

靈魂力量缺失，無法引導心靈。

未來展望

目前身體外部的應用，僅是花精相關研究的領航，我們希望這些發現能激勵其他人也投入此領域進行研究，並進一步闡明我們已經開始的工作。我們交叉測試了非常多的花精和穴位後所發現的共鳴穴位，能給予身體嶄新的能量共振，並且是以非侵入性且安全、有效的方式來增強身體健康。身體本身是具有意識的，可以在被接觸時回應你的要求。而本書是個載體，讓你可以透過它開始與身體對話。

針灸穴位是能進入身體、靈魂和精神深層的神聖門戶，當來自自然界的花精與之相匹配時，將會產生深刻的共鳴，而這只是較保守的說法，因為到目前為止，這項療癒技術的發展，只是初步嶄露頭角而已。

現今治療方式的轉變（受傷的情緒、心靈及身體部位的整體性療癒），將有望帶動未來的療癒方式，能將人類潛能整合並提升到更高的層次，而本書只是個開端，讓人們能接收更高的振動頻率。當花精被使用於身體表面的穴位時，身體會產生振奮感，以及同時產生猶如來自自然王國的迎接，並與之合而為一的感受。

——黛博拉‧克萊頓，於夏威夷大島

CHAPTER

1

花精
概述

花精在治療上的應用

　　五十歲逝世的愛德華・巴赫醫生（Dr. Edward Bach, 1886-1936）是發現使用花朵來製作治療用母酊劑的先驅，他將之稱為「花精」。

　　巴赫醫生使用的這些天然藥草療方，不僅用於療癒情緒狀況，同時也對治身體的症狀。而他的願景是能讓花精普及於大眾，使人們可以自我療癒。

　　巴赫醫生相信，人的情緒狀態能作為身體疾病的預示，而這些情緒狀態就是可以使用哪支或哪些花精的指標。如同巴赫醫生的個案報告所記錄，當人們情緒狀態開始被改善，就能對生活重新產生熱情和恢復生命力（乙太療癒），而最終效果就是身體症狀產生實際的改善。如同人們常說的：一個好醫生的存在即

24

花 精 概 述

是療癒。巴赫醫生的花精治癒效果涵蓋了人的三大層面——身體、心理及精神。

在諾拉・維克斯（Nora Weeks）所撰寫的巴赫醫生傳記中提到，在巴赫醫生學生時代，他就已經立志尋找一種簡單且可以終結疾病根源的療癒系統；而他在重點中學的課堂上就在幻想著，未來有一天，他用雙手就可以療癒他人。在這之後過了幾年，他的夢想終於實現了。

有一次巴赫醫生在樹林裡散步時，遇見一位飽受不治之症所苦的人，巴赫醫生慈悲地將手放在這位男子的肩膀上，並且用溫暖鼓勵的話語安慰他。兩年後，巴赫醫生在一家酒吧中又遇到這位男子，這位男子告訴巴赫醫生：「先生！我一直很想告訴你，那天在樹林中遇到你之後，我舌頭的病痛就再也沒有發作過了。」

　　這些巴赫醫生生平的寶貴紀錄，顯示他的原始花精必然也充滿了他的觸摸的療癒力，這也解釋了為什麼這些花精不僅能療癒靈魂、生命感受，還可以治癒身心。

花精概述

花精療癒的不同階段

　　依照情緒狀態來依次使用花精，可能會在剝離表層情緒後，面臨觸及到深層焦慮和抑鬱情緒的狀況。下列的順序，是我在服務客戶的過程中所觀察發展出來的模組。它絕不是固定的治療程序，一般來說，這些階段可能同時發生，程度和層級也會因人而異。然而，我發現這模組描述了在使用相應花精的內服治療後，受影響的心理思維逐步提升的狀態，依照此模組來使用花精，便可以一步步從對應的低潮思緒和情緒中走出來。

　　否認（Denial）對許多人而言是療癒開始的第一階段。當你的生命力變得固著（岩水花精），而且你的心無法展現它特有的能力時（龍芽草、紫金蓮花精），否認的情況就產生了。你可能處於深深的震驚

27

中，失去感覺的能力（聖星百合花精）。

焦慮（Anxiety）。當否認開始解除，但心的力量仍然無法穩定地成為生活中的指導之力時，最深層次的焦慮，可能是在痛苦中感到形單影隻（甜栗花花精）。思緒可能會循環遊蕩，想從各種想法中看到可能性（白栗花花精）。也可能將這種焦慮投射到摯愛的人身上（紅栗花花精）。生活課題可能需要一遍又一遍地重複（栗樹芽苞花精）。長期焦慮會導致你將思緒重點不斷放在自己身上，和圍繞著你自身的問題（石楠花精）。你將理解到，放下壓力和焦慮的第一步，就是徹底臣服（橡樹花精）。

抑鬱（Depression）。隨著焦慮的解除，你的心開始可以引導你的行動，但身體和生命力中殘存的陰暗物質，可能會讓你感到抑鬱（芥末花精）。內疚可能會讓你覺得不值得擁有任何光明愉悅的思想（松樹花精）。長時間屈服於痛苦，會蒙蔽你對生活的愛與

花 精 概 述

熱情（野玫瑰花精）。你可能絕望於永遠無法突破這個階段（荊豆花精）。當你開始想從悲傷中振作起來時，挫折會帶來沮喪（龍膽花精）。

憤怒（Anger）。隨著抑鬱的解除，憤怒經常浮現在自然流洩出的強烈忿忿不平裡，覺得自己內心應該值得感受到愛（冬青花精）。當你試圖為真實的自我負責時，對他人的怨懟（柳樹花精）和批評（山毛櫸花精）可能會因此釋放，並取代喜悅感。你對你所認同真理的狂熱，可能會壓制別人對真理的看法（馬鞭草花精）。當你努力獲得自由時，重要的是別控制他人的自由（葡萄藤花精）。

恐懼（Fear）。恐懼伴隨著前四個階段，但是當這些階段都被成功穿越時，最大的恐懼可能會因此浮現 —— 對成功的恐懼。疼痛和苦難可能讓你感到熟悉和安全，創造和成功反而可能令人畏懼，因為它們都是未知數。

伴隨著前幾個階段，恐懼可能以各種形式出現：有特定對象的恐懼（溝酸漿花精），未知的恐懼（白楊花精），恐懼你實際上正在失去理智，而非感受到自我內在的真理（櫻桃李花精），以及當跨越不熟悉的門檻時的恐慌（岩玫瑰花精）。

釋放（Release）。當這些階段被成功穿越時，對命運的疑惑（你在地球上的真正使命）通常會浮出水面（野燕麥花精）。在這階段，你可能會發現，與其徹底拆除舊模式，去創造未來可遵循的嶄新道路將會更加愉悅，能有新的精彩目標等著去實踐，以及承擔新的生活任務。

隨著人類為更高的意識狀態做準備，一些較新的花精和寶石精華因此被製作出來，但巴赫醫生開發的花精，仍然肩負著每個人在起步時期清理陰影層面的重責。隨著意識層次的提升，便能進入並開啟超個人意識的能力，為地球帶來嶄新的高頻波動。

花 精 概 述

新的花精外用法

　　花精若長達一段時間規律地服用，具有治療效果。但因為人們很難看到自我的黑暗面，所以尋求受過專業訓練的花精應用諮詢師協助，將會很有幫助，他們可以在傾聽你描述目前狀態的同時，替你選擇出適合的花精，並調配成一瓶接下來可以服用一個月左右的個人花精處方。傳統服用方式是口服，一次幾滴，每天數次。

　　隨著時間推移，持續不斷的治療可能需要數年甚至一生，才會徹底轉化長期且深層的行為模式。

　　花精應用師也包含了能把應用花精運用在其工作領域上的人們，例如醫生、針灸師、脊椎按摩師、自然療法者、身體工作者和健康保健專業相關的從業者

等，而對於使用花精在客戶身上的效果，這些從業者大部分都給予很高的評價。

巴赫醫生想透過他的花精母酊劑治癒所有疾病的初衷，已被「花精能療癒情緒體」的說法所取代，現今對於花精的期待，就是會讓人的情緒感到舒緩，這有部分是為了保護生產花精的公司，讓他們的花精能夠在美國被歸類成「營養補充品」來販售。另一部分的理由是因為，花精的效果也受製作者的生命能量狀態所影響。

花精的製作方式，是在清晨時分準備一缽純淨泉水，讓新鮮採摘的花朵漂浮其上，在充足的陽光下曝曬而成。在此步驟中，對於花精母酊劑是否能完整地從花中萃取純淨的頻率，花精製作者的純粹意念至關重要。因此，花精製作者必須學會以巴赫醫生期許的方式萃取花精。

花 精 概 述

　　每個時代都有治療師，其本身的信仰能夠超越實質的物質效果，讓他們幫助受疾病所苦的病患，就像基督教團體中的聖餐和葡萄酒。對於那些相信的人來說，有效的是治療者的處方，抑或其實是因為那善意的眼神和溫柔的觸摸？

　　隨著花精在治療師中的聲譽越來越高，許多治療師已經開始將它們納入體外應用，例如乳霜、瓶裝噴霧和按摩油等。對於持續使用花精霜，已經一年沒有疼痛且維持良好的纖維肌痛患者來說，還有什麼好抱怨的？還有人在他排列不正的背脊敷上含有特定花精的敷布，並且在二十分鐘後聽到背部歸正的響聲；又或是牙醫無法治好的牙疼，卻在外敷花精後不再復發……人們不得不懷疑這些狀況是怎麼發生的，以及為什麼將花精塗抹在皮膚表面上會如此有效。

　　為了培養信心，以更貼近巴赫醫生或帕拉塞爾蘇斯等治療大師，正確的製作花精、當個稱職的應用

師、讓花朵散發純淨的振動。維持高度振動頻率（意味著花精是維持著花朵本身的振動頻率，而不是被任何物理物質影響）的花精將能使治療師（包括自我療癒者）都能夠體驗到微小的奇蹟。奇蹟的核心在於，它的過程是透過什麼發生的，往往在療癒者心中也是個謎。

> 「就像花朵從大地長出一樣，藥方也在治療者的手中生長……藥方不過是一顆種子，你必須將它培育成它想要成為的樣子。」
>
> —— 帕拉塞爾蘇斯醫師（Paracelsus，1493-1541）

花精概述　　●

水的印記能力

　　日本科學家江本勝博士（**Dr. Masaru Emoto**）出版了兩本書《生命的答案，水知道》（*Messages from Water, Volumes 1 and 2*），揭示了這個現象。江本勝博士用顯微鏡拍攝了（放大兩百倍）結冰融化或改變型態不同的水樣本時，其表面水的結晶照片。來自污染源的水樣本，會形成不完整或破碎的結晶；來自滿是窪洞冰原的原始水源，則會產生令人嘆為觀止的六角形或偶爾七角形的美麗結晶。

　　透過將水樣本暴露在不同類型的音樂、照片，甚至是貼在水瓶上的文字，然後拍攝由此產生的結晶，江本勝博士發現，當振動源是純淨的，水會銘印上完美無暇的美麗訊息；但是當訊號源不純淨時，水也會銘印上扭曲和分裂的資訊。暴露於洋甘菊和茴香精油

中的樣本，顯示出精緻的結晶。雖然據我們所知，尚未有花精水的結晶相關資料，但從這些精油的水結晶表明，花精水的冷凍水樣本拍出的結晶，很可能會是什麼樣子。它們還可以解釋花精產生的奇蹟，是因為通過花精中的水所記錄下的花朵純淨銘印，藉此來轉化不正確的思想和感受的印記。

江本博士的照片是一門新興的科學，需要被廣為重複驗證，以便讓該研究獲得廣泛的認可。但這些照片證明了水具備銘印以及記錄物質品質的能力，是西方日益增長的科學案例中驚人的新發展。（你可以在 www.hado.net 網站上看到一些水的結晶照片，雖然與雪花相似，但它們發出彩虹色、乳白色或某種令人耳目一新的冷光。）

花精是液態光的一種形式。

如果你能看到能量，將會看到星環圖案在自然界

花 精 概 述

的每一朵花周圍散發出閃爍的色彩和光芒。人的思想
和感受，也從身體向外散發超越感官可感知的明亮星
環光芒，那光芒看起來就像花朵一般——你的思想和
感受越美麗，它們所形成的圖案就越對稱、和諧。

花精通過製造它們的水元素，捕捉並銘印這些對
稱而充滿活力的色彩和光。這是特定花精如何能夠調
和不和諧的感覺或思想的祕訣之一——通過其銘記下
來完美對稱的光，與你的思想模式相匹配，並在能量
的層級調和它的幾何形體。

經絡和穴位的本質

二○○四年由盧遂顯（Shui Yin Lo）博士《針灸與健康的生物物理學基礎》（*The Biophysics Basis for Acupuncture and Health*）發表的一項新假設提出，經絡及其穴位，是由一種極化介質組成，盧博士說這種極化介質很可能是水分子簇（water cluster），大約是十的九次方個水分子結合形成一個「簇」，這個「簇」是偶極子，即一端帶負電，另一端帶正電。

當這些簇（首尾相連）受到針灸針、熱量或聲音（或花精中編碼的光）的刺激時，會產生電磁波、電場和／或聲波。這些波穿過經絡（盧博士推測，經絡也是由水分子簇形成的）到達各個器官，並與該器官中的相似水分子簇產生共振。

花精概述

　　針灸點這個詞在中文的意思是「穴」。盧博士用水的比喻，將穴位比作「井」或身體表面的洞穴，以連接到經絡這個「地下水道」，將生命力之流傳送到身體的新區域。

　　盧博士表示，穩定水分子簇的共振頻率在〇‧一赫茲到一百赫茲之間。這與電針灸（用微小的電脈衝刺激經絡）所需的頻率範圍相同。臨床試驗證明，當使用僅移動電子和離子的電針灸時，體內會發生生化反應。隨著我們的注意力從牛頓分子領域，轉移到電子和離子領域（這是量子物理學領域，裡面的粒子小於十的負三十三次方，運動速度超過光速），中國針灸開始透過西方科學的概念而獲得驗證。

水作為導體

　　琳恩・麥塔嘉（Lynne McTaggert）的書《療癒場》（*The Field*）是她與量子物理學家的訪談記錄整理。它概述了傳統西方科學，在描述世界以及人類能量系統方面的發展程度，這是牛頓力學和量子物理定律相互作用的結果。而越來越清晰的是，我們身體的運作不是經由生化反應，而是源自「零點能量場」，或是曾被認為是分子、物體、恆星和星系之間的真空空間的頻率來運行。

　　儘管受到傳統科學的反對，雅克・本分尼斯特（Jacques Benveniste）博士在一九八〇年代的研究，關於他在無意間於順勢療法稀釋溶液中發現水的記憶能力，仍持續進行中，此實驗表明水扮演的是分子頻率的導體，還推測細胞傳導的頻率，可能取決於存在

花 精 概 述

於每個活細胞，包括 DNA 中的水分子簇或「環狀」水。而這項發現開始被許多科學家接受。

《療癒場》還記錄了受試者成功的使用意圖直接影響和改變事件或物質的科學實驗。（觀察者改變或影響自身看到的東西，也是量子物理學的一個基本原則。）

就本書而言，有趣的是花精以水來承載特定花朵的頻率。而同樣引人入勝的是，穴位和經絡在近代也被假定由水分子簇組成，具有獨特的共振頻率。

因此不難理解，當你為特定的自我療癒目的，將具有清澈能量的花精放在對應的針灸穴位上時，為什麼能產生卓越的效果。水的記憶中所包含的和諧又完美的花卉頻率模式，將通過頻率共振來刺激穴位中的水分子簇，並沿著經絡系統傳達此頻率信息。透過這種方式，整個身體接收此振動通信，並重新調整自

身，以匹配這個頻率模式。當體內和外部的自然界相
互共鳴時，就會發生深刻的療癒。

花 精 概 述

人體能量場層次的療癒

　　來自科羅拉多州波德（Boulder）的草藥大師漢娜・克羅格（Hanna Kroeger）於一九九八年去世，享年八十多歲，她採用了與巴赫醫生相同的治療方法，表示要用話語來進行療癒，有時親切的觸摸也是必要的。例如觸摸肩膀，同時說「別擔心，你會沒事的」。她表示治療師給予的信心和生命力，就已足夠且有力量。而用花精純粹的「詞語」觸摸身體，也是治療師了解身體如何回應天然花卉信息的一種方式。將花朵的純粹信息銘印在水中，配合已經流傳五千年的中國針灸系統，將兩者結合在相應的身體部位，會產生頻率遞增效應；外部自然世界，通過肉體的神聖門道，合一歡聚於身體內部的對應區域。

　　本書是沿著能量醫學先驅者們所開拓的道路前行並

加以拓寬。希望在未來，這條道路可以成為一條通往新
的能量光療園地的康莊大道。

2

針灸的
五行理論

針灸之道

　　針灸的五行理念，大約起源於三千到五千年前古代道家傳統的療癒藝術。道家認為，人的作用是成為天地力量合一的體現。他們觀察到，天界的作用力與塵世的物質結合，創造了一種動態拉力，靈魂通過這種拉力進入世界，由於這種現象得透過時間載體產生，因此道家的目標是保持健康長壽，以完成這項任務，針灸即是為此目的而開發的眾多工具之一。

　　身處農業社會，道家與自然力量密切相關。他們認為人與自然的關係是交織在一起的，並認為只要觸及其一，就會同時影響兩者。

　　他們理解現實的基石是由不同層次的精微能量組成，這些能量會沉積成為物質。原始來源能量分別通

過精神、心理和情感層次依次下降，固化成物質，透過肉體顯現。

　　道家明白，這種精神向物質下降的運動，是與信息、智慧從各個層面依次上升進入靈魂的運動，彼此相互平衡。這種雙重循環的繞轉，定義了靈魂是循著健康和平衡的「中道」而進入世界。道家設想，進化的目的就是為了完善「精神下降」與「靈魂上升」的循環關係。

　　道家在身體上標示了所有主要的能量線，或稱**經絡**（meridians）。雖然經絡可以比作房屋中的電路，但它們不僅為你的身體提供電力，也為情感、心理和精神體提供電力。經絡上分佈渦流式的節點，稱為**穴位**（acupuncture sites），刺激這些渦流的方式是用一根很細的針輕輕刺進它；通過刺激其中一個穴位，會產生能量共振，進而激活這條經絡，能影響特定的身體、情感、心理和精神功能的健康。

以**肝經**（Liver Meridian）為例來描述這些不同的
層次。來自源頭的能量振動，被下載到名為**希望**的精
神能量中，而這種振動儲存於肝經內。當肝經受到激
活，它就能讀取希望的能量，並幫助你在心中計畫與
展望未來。

肝的能量在情感層面的表現為自信，是貫徹計
畫所需的能量。在身體層面上，來自源頭的此種振動
頻率代表器官為肝臟，同時影響眼睛的健康。根據中
醫的說法，肝經的振動頻率在可見光譜中對應到綠
色——這種色調在春天時透過樹木和植物顯露出來。
（木為肝經代表元素，春天是肝經相關的季節。）

人是自然的一部分，道家知道想要長壽、健康，
就得按照自然規律生活。最基本的規律，是生命不斷
地運作和階段性地轉化。保持健康的方法之一，是了
解自己內在的能量階段，並知道什麼時候該從這階段
轉移到下一個階段。針灸師的作用，就是當你發現卡

在某個階段時，通過刺激對應你當下狀況的一個或多個穴位，來促進這個轉化。

身上有三百多個穴位，道家給每個穴位命名，將它們識別為進入身體中不同能量層次的個別門戶。例如以下的名稱：

魄戶穴（Soul door）、天府穴（Heavenly Palace）：靈魂－精神級別的門戶。
不容穴（Not at Ease）、意舍穴（Thought Dwelling）：心靈級別的門戶。
腹哀穴（Abdomen Sorrow）、譩譆穴（Wail of Grief）：情感級別的門戶。
乳根穴（Root of the Breasts）、血海穴（Sea of Blood）、膝陽關穴（Knee Yang Border）：身體級別的門戶。

但道家大多以自然景觀命名穴位，例如太谿穴（Greater Mountain Stream）、少澤穴（Outside Marsh）、

合谷穴（Penetrating Valley）等。

　　針灸利用不銹鋼針或燃燒艾條（乾艾草），來刺激特定部位的穴位。本書將展示如何應用花精，將自然界的花卉能量應用於與內在自我能量相連的針灸穴位。

　　每種花精都是一把能量鑰匙，可以打開特定的穴位來與世界進行交流。這種交流，創造了將人與自然交織在一起的可能性。而這種交織性在現代早已破碎四散，透過這樣的療癒方式，我們期盼創造人類、宇宙和自然世界再次結合的可能性。

五個階段及其相應的元素

　　針灸的五行理論也稱為五階段理論,因為它確立了物質世界中從始至終循環的五個進化階段。五行理論可協助確定你當前處於旅程的哪個階段,並通過刺激特定的穴位,幫助你從此階段適當地移動到下一個階段。在健康的狀態下,你會以優雅、及時的方式,度過這五個階段中的每一個階段,最終你的身體也會因此獲得長壽的祝福。

　　以下是五個階段及其對應的元素:

冬天:水元素,擁有生命的潛力。

春天:木元素,為今生創造可識別的型態和界限。

夏天:火元素,為形體提供溫暖,透過關係創造喜悅。

長夏：土元素，支持和培育充滿活力的生命。

秋天：金元素，為過程帶來價值和意義。

冬季階段（地底的種子）

◎ 水元素

在冬季階段，你的能量隱藏在身體深處，就像夜晚一樣，它是涼爽、黑暗和凝結的。一個收縮的陰性能量階段是靜態和被動的，因為植物和動物在寒冷的月份維持休眠或長時間睡眠。然而，蘊含在這個階段的是再生的力量，這些力量正透過漫長的休息來匯聚潛力。

水蘊藏著所有生命的潛力。它本質上是多變的，並能銘印信息。在更廣的層面，它包含了誕生生命的宇宙之「湯」的完整配方。就你個人而言，水以種子的形式承載著你的潛能，以及你遺傳編碼信息的完整紀錄。

讓水元素流經你，你將能自然地跟隨自己的命
運。

春季階段（萌芽）

◎木元素

春天是一個陽性或活躍的上升階段，它為你的潛
能種子在世界上成長時提供保護。透過具有發展之力
的太陽，將新的信息能量以光發送，你的身體將在成
長時被賦予形體，同時越來越個體化。

在春天，雪融化了，樹木和植物中的汁液利用太
陽的新生之力，快速往上延展；隱藏在種子中的物質
甦醒了，朝著光發芽，新生的植物和迅速成長的新枝
枒變得隨處可見。

樹木上有可識別的樹皮圖案印記，這些圖案向世
界描繪了它特定的物種。春天還為內部的樹液成長創

造了界限，一棵倒下的樹幹中的年輪記錄了那棵樹的生命歷程。

經歷了木元素，你將會以個體化的形式進入外部世界。

夏季階段（盛開的花朵）

◎ 火元素

在夏季階段，你的能量是光芒四射的，與生活的各個層面形成溫暖的關係，包括你生活的環境、其他人以及自己身體系統的各個部分。這個正午階段代表了你的陽氣頂峰，還有積極、向外湧現的力量。

你的心如同太陽，主宰著身體，此時你的形體完全成形，散發出獨特火焰，自我的意識也被喚醒。

夏天積聚了火力，促使樹木、灌木和花朵開花，

溫暖和喜悅從這些花朵中蔓延開來，如同大自然以這個方式來完整的展現自己。當森林堆積舊木時，閃電是大自然以火清除灌木叢的方式。

火元素的熱情，能在關係中融合、跨越界限，如同人與生物之間精心搭製起的木架。當人類結合在一起創造新的群體結構，而新的植物物種從清理過的森林地面出現時，就在族群間產生了火花。讓生命充滿火花，可以確保你在適當和成熟的關係中找到快樂。

長夏階段（果實）

◎土元素

在長夏階段，能量開始凝聚出光輝，這是陰性循環中螺旋向下的階段。在此階段，你開始收穫外在旅程的果實，這些果實是從支持你的土地中挑選出的實質養分。你的想法得到了落實，你的精神以具體的形象呈現，而這形象反映著你的自我成就。在此豐收時

刻，你的能量充滿了各種滋味、密度和豐富度。

在夏季時分綻放的花朵，猶如火焰般耀眼卻又短暫，並在長夏這個階段，成為扎實的渾圓果實。

地球大氣層在長夏通常會形成最熱的月份，並從天頂的太陽收集熱量，果實此時會長大、成熟為觸手可及的形體，成為提供營養且能維持身體系統運作的食物。

透過經驗土元素，將能顯化你的目標。

秋季階段（落葉）

◎ 金元素

秋季階段會透過能量的雙向交互過程，持續提供進化動力。如創造新靈感，這是它內在具有的上升品質；而釋放不再需要的物質，如同它內在的下降本

質。秋天是一個聚集或是接收陰性能量的階段,也是一個安靜的省思時期,在這個時期,你的能量可能上升到宇宙般的清澈狀態,同時也會落入帶有更高銘印的物質中。當你從白天的活動獲取營養以經歷蛻變時,這個時期就像晚潮一樣,放下對你不再有益的事物,讓你準備好進入更深層次的睡眠夢境模式。

金是第五或精煉元素,落葉加上清澈的秋季天空是其代表的畫面。每片葉子都蘊含了宇宙生命之樹的生命密碼,當葉子落到地上時,分解成灰燼,而其中的物質進入土地,用宇宙的智慧來煉化地球。

金屬礦石因其能精煉和轉化物質的能力而非常珍貴;電話線、珠寶和黃金等代表了價值,也象徵了金屬在地球上的存在所創造的意義。

透過體驗金元素,你將能提取生命更美好的意義。

階段的循環

　　隨著溫暖天氣的臨近，冬季積雪便會融化。在春季，快速上升的植物汁液形成新的形體，成為實體可見的植物物種。在夏天，太陽讓絕美的花苞綻放為花朵。等花瓣飄散，會露出漸漸成熟、能在長夏時期採收的果實。秋天果實、樹葉落地，這些已在地球精煉過的宇宙物質藉此能再次煉化大地。果實的種子和花朵，被葉子腐殖質覆蓋，在寒冷的冬天沉睡，直到春天再次來臨。

十二經絡和它們的相應元素

　　有十二個主要的經絡迴路充當氣或生命力的傳送器，可以啟動你的身體，以及情感、心理和精神系統。它們是上下垂直、左右成對，通過身體的蜿蜒線路，而且路徑和流向各不相同。完整的經絡路線分佈在你的皮膚、四肢上，並對應體內的器官。經絡的名稱，來源於它所管轄的身體器官，十二條經絡中的每個經絡都是成對的，每一對都對應其中一個元素及其階段。十二經絡如同黃道十二宮中的固定恆星，承載著各自的原型力量，道家稱經絡的主管能量為「官」。（例如心經為「君主之官」。）

　　為了在生活中發揮最佳功能，身體需要扮演好十二個基本角色，十二條經絡各自扮演其中一個角色，並藉由該經絡路線傳輸各自的原型光。為了維持

各元素階段的運行動態，它們通過來自十二經絡傳輸的光能編碼信息，獲得推進的力量。

這十二個經絡，根據它們代表的元素及活動階段順序，詳列如下：

腎經──膀胱經：水元素（冬季階段）

◎腎經

腎經就像一口深井或地下泉水，是你的精神、遺傳和體質「種子」的守護者。它會創造、激發和調節你的命運，跟隨它的流動會為你提供目標和方向。

沒有太陽（火元素）來溫暖它，水是冰冷的，如同「恐懼」這個情緒特性。當追隨你的命運，來到無法看清前路的深處時，就會需要勇氣。啟動腎經可以重新校準你的身體，以獲得順著生命之流而行的信心。

◎ 膀胱經

　　膀胱經充當腎經源泉的容器。它控制閘門，並適時釋放適量的腎臟原型能量到身體所需之處。它將液態的精華輸送到各個器官系統，提供潤滑和養分。

　　膀胱經控管庫存、設定界線，協助你分配和管理身體、情感和精神的資源。當恐懼接管時，水元素的釋放規律可能會發生失序，淹沒你的身體系統，並導致排山倒海而來的情緒和意識的渙散。啟動膀胱經可以適時關閉閘門，並重新建立信念，放心地跟隨命運之流，將會帶領你到達命定之地。

膽經──肝經：木元素（春季階段）

◎ 膽經

　　膽經將腎經提供的潛能種子，整合、轉化並顯現為個人特質。膽囊掌管著你的眼睛、韌帶、肌腱和時間感，這些協助你能夠站起來，看看當下發生了什麼

事。與木元素一樣，膽經是一種快速移動的能量，會立即做出明確的決定，決定將你的潛能種子建構成何種具體可識別的形式。

結構體需要具備耐久的韌性來抵禦強風。沒有耐性，可能會讓自己做出不恰當的倉促判斷，最終可能會導致煩躁和憤怒，在這些情況下，膽囊可以為你重新連結希望這個美德，從而理解到：更宏大的願景會隨著時間的推移自然顯現。

◎ 肝經

肝經創造了一個保護環境，支持你將整合後的自我特性展現於世界。它協助你展望未來和設定目標，並替「氣」鋪平通往這個未來的道路。就像免疫系統一樣，肝經可以預見潛在問題，抵禦攻擊，並成為你靈魂提升時的戰略藍圖。

木元素有時是充滿荊棘和堅硬的，不只成為阻

礙你快速增長的力量，還會導致強烈的憤怒和自以
為是。如果肝經變得停滯，可能會產生被困住的感
覺，因無法達到目標而產生抑鬱。在這些情況下啟動
肝經，可以使你寬恕自我的盲目，以及讓自己擁有希
望，為未來目標建立一條坦途。

心經 —— 小腸經 —— 心包經 —— 三焦經：火元素（夏季階段）

◎心經

心經是指揮協調所有經絡以統一運作的總機。
它如同太陽的特質，蘊含洞察力和理解力，用煥發的
慈悲之愛來控制混亂、維護疏漏、鼓勵合作。就像心
臟這個器官負責將血液輸送到全身，這條經絡通過發
送源頭之光和溫暖，來維持對整個經絡系統的掌握，
用精神能量讓你的潛能種子及身體充滿生機。當失
去與這個內在太陽的連結時，你綜觀全局的能力將會
減弱；而沒有溫暖來源，你的能量狀態可能會變得獨

裁、控制他人；或者變得軟弱，讓他人控制你。啟動
心經，就能重新與靈魂中的愛之火連結。

◎ 小腸經

小腸經如同變壓器，將你的內在太陽或心的火
元素能量提高到可用的形式。就像毛毛蟲變成蝴蝶一
樣，小腸將火元素的精華儲存在標記或信息封包中，
以備進行後續的煉金轉化。

小腸器官能從雜質中分離出純粹的物質，並利
用酶的作用，將其轉化為可以輕鬆進入和滋養身體的
精萃物質。在心理層面上，這條經絡幫助你分類和區
分不同層次的現實，這種篩選可以幫助你確定優先次
序，並與生活中各層面遇到的人建立適當的關係。

壓縮你的煉金火力，可能會造成精神混亂、難以
釐清人際關係，由於你的運作系統缺乏熱度，因此在
生活中可能無法學習經驗，也難以做出改變。刺激小

腸經，可以重新啟動火元素的轉化能力，在愛與喜悅
的品質中創造奇蹟。

◎ 心包經

　　心包經向腎經的冷水散發溫暖，在所有經絡中啟
動並循環深層的內在之火。喜悅和愉悅亦來自於你內
在的天堂之火，並通過經絡進入身體內部的器官。

　　心包也被稱為「心臟保護者」，就像一扇鉸鏈
門，當心臟需要接受愛時便會開啟，當心臟需要被保
護時則會關閉。在情感層面上，心包是一個守護者，
讓你能傾聽內心深處的聲音，這種內在的聲音，能對
於什麼是適當的親密和脆弱，提供恰當的建議。

　　破壞這個精密的溫暖網絡，可能導致心包的門
戶關閉，在整個身體系統中產生某種衝擊狀態；一直
維持心包的開啟狀態，則會模糊維持適當界限的辨別
力。激發心包經可以治癒這兩種極端狀態，並再次自

然地開啟心扉，以體驗愛的喜悅。

◎ 三焦經

　　三焦經能促使心包所傳遞的火元素之力移動。當腎的力量通過心包加熱的迴路來輸送水時，三焦經則以光和濕氣的形式散發熱量。它將這種火與水的能量輸送到「三個燃燒空間」，即位於心臟、太陽神經叢和下腹部的三個氣的煉金傳送器。三焦類似於火與光的網絡，充當這三個燃燒空間維持恆溫的溫度調節器，為身體這個「房子」創造一個充滿溫暖的環境。這種溫暖在身體層面，會以汗水的形式散發出來；就情感層面來說，它會在你與他人的關係中創造連結和喜悅。

　　如果你的「房子」任何一層失去了熱源，往外發展的能力會變得加倍艱困，可能會導致諸如空洞、脫節的思維模式，和社交互動困難等症狀。

重新啟動三焦經可以再次連接你的「網絡」，讓你順利與外部世界和諧與歡樂地進行交流。

胃經——脾經：土元素（長夏階段）

◎ 胃經

當你的氣被水元素注入，通過木元素形成可見的形式，並透過火元素加熱時，它需要來自地球的滋養來維持它的進化。胃經和脾經是將精神根植於身體的途徑。

當你通過口攝取實體營養物質時，胃經協助吸收和消化這些來自地球和宇宙的合成物質。胃經協助定位這些營養所需之處，並從外部引入必要物質以滋養生命迴路。

胃這個器官負責接收食物，並將其分解及消化吸收，而胃經接收、容納並熟成你所攝入的物質，提供

飽足和滋養；這在心理層面有助於滿足自我的需求、
管理任務，以及為自己和他人提供服務。

　　缺乏被滋養的感受會導致焦慮，食物可能成為
這種不被支持的感受的替代品；在精神上，你可能會
發現自己過度思考。激發胃經可以恢復滋養自己的能
力，這種被養育的感受能提升自我穩定感，並將焦慮
轉化為母性的同理心、同情心，並對世界能有更寬廣
的理解。

◎ 脾經

　　脾經將胃經提供的營養分配給所有經絡。就像
鳥兒散播它們消化後的果實種子一樣，脾臟運輸和傳
遞你的身體、情感和精神盡情表達後所獲得的豐收。
在精神上，平衡的脾經將能協助你建立健康的日常生
活，同時還可以幫助你可靠地為他人服務。

　　如果你覺得生活缺乏滿足感，那可能是你內在的

營養源被不恰當地分配給了別人，自我滋養不足的匱乏狀態，可能會導致情緒層面的飢餓感。激發脾經可以在過度和缺乏之間恢復平衡，達到支持和滿足的完美比例。

肺經——大腸經：金元素（秋季階段）

◎ 肺經

肺經為所有經絡迴圈帶來意義和價值。它是宇宙力量的渠道，能協助身心間的信息傳遞、相互啟發和整合。通過有節奏的呼吸，肺部器官能調頻你的「收音機」，以接收來自更高頻率的共振。如同食物對胃很重要，空氣也對肺至關重要，讓你保持活力。（作為最精煉的物質，金元素與空氣或乙太相關。）健康的肺經使你能維持平衡、獲得靈感並體驗自我價值。

呼吸障礙，可能表明悲傷或深沉失落感所產生的重力，已經讓你感到沉重，或是因為無法達到自己或

他人的高標準而產生內疚感。相反，肺部力量的過度膨脹，可能會讓你有自命不凡的優越感。激發肺經，可以在重力和浮力之間取得平衡，讓你能感受到自己與宇宙以及周遭人之間那極具啟發性的連結。

◎大腸經

　　大腸經通過吸收肺經所接收的宇宙能量，並對其進行精煉，協助你以最高頻率運行身體，同時還能排除對你而言沒有價值的物質。大腸器官吸收微量礦物質（結晶的精煉物質）和水（生命的基礎），協助你成長階段的推進，並將其餘不再需要的物質釋放掉。這條經絡監督著身體的質量控制，尋求能繁衍生機的必須物、釋放不純淨的物質，並核算和管理對身體而言適當的資源儲備量。在精神層面，健康的結腸可以讓你按照自己的標準生活、完成為自己而設的任務、體驗自我價值。無法在情感層面上放手，會造成停滯，導致身體感到悲傷和沉重。激發大腸經能協助你轉化事物，並像鳳凰一樣飛升到下個生命階段。

具有生產力的迴路：任脈和督脈

　　十二經絡可以看作是身體景觀上的河流或溪流。任脈和督脈分別是身體前與後的中線上，垂直貫穿的中央通道，它們可以被想像為來自源頭的巨大能量海洋，是供其他經絡使用的主要水庫；連同上面已經介紹的十二條經絡，它們構成了身體的十四條主要經脈。

　　督脈是人體主要的運行系統，主管**陽氣**。下降的精神能量從尾骨處進入督脈，沿著脊椎往上運行，將電磁能量傳輸到你的身體。它的路徑向上延伸到頭部和臉部的中央，從鼻子下方和上嘴唇頂部之間的區域，轉往體內深處下降到身體最底部的會陰，在該處與任脈轉接。

　　任脈是上升的**陰性生命能量**在你體內誕生的途徑，起源於會陰部，它沿著身體的前方中央上升到臉部的下唇底部，再從這一點，往體內深處向下流向尾骨，與督脈的入口點結合。

　　此兩者的路線構成了一個雙扭線（8字形），讓能量可以不斷地循環，身體系統也得以從陽到陰的循環中得到充電，使你能在接收能量和養育靈魂中循環運作。這脈絡的損壞會減損你的再生能力。值得一提的是，巴赫醫生所製作的十二種原始花精，能激發此兩條主要經絡的其中之一。

CHAPTER

3

花精使用於
針灸穴位

使用規則

十二經絡在身體的左右兩側成對排列，因此當你使用一種花精在十二經絡上的某一穴位時，身體另一側，亦即位置對稱的穴位也要使用。這意味著，無論在本書中採取俯臥或容易施治法的指示描述，甚至第四章中的穴位身體圖照片，通常只顯示身體的其中一側，但花精必須同時在身體兩側對稱的部位施用，無論何時或任何情況。但位於身體前後正中線上的任脈和督脈，是此規則下的唯一例外，因為它們的穴位都是單一的，並無對稱點。

花精在穴位上的使用

要使用花精在穴位上，首先需要準備棉球或棉花棒、一個用來稀釋花精的透明玻璃小碗和水，接著按照以下概述的步驟進行操作。

注入水：

將所選擇的花精滴二～四滴，放入一個裝有四～六盎司水的乾淨小玻璃碗中。（將花精用水稀釋到對大部分的人具有正確效力的濃度，一般而言，我們也會推薦這種方法給所有使用花精進行自我療癒的人。）

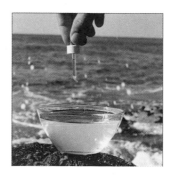

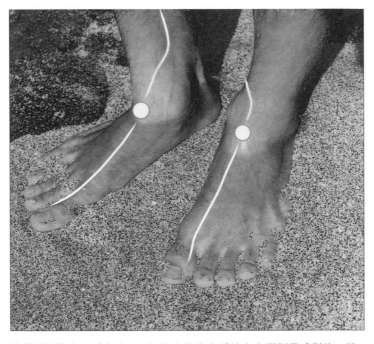

將花精塗抹在身體上時，要記住穴位在身體的左右兩側是成對的。將
花精同時塗抹於左右兩側的穴位，以確保均衡的治療效果。

花 精 使 用 於 針 灸 穴 位

如何施作：

將棉球或棉花棒（塗抹工具）浸入加了花精的水中，
再將塗抹工具在身體圖上標示的針灸穴位（身體左右
兩側，除了任脈和督脈）周圍繞大圈的搓揉。如果不
確定該穴位的確切位置，請不要擔心，塗抹時大面積
覆蓋該區域，就能確保效用。花精與其相應的穴位會
相互共振，可以鎖定或找到對方。

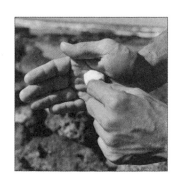

另一種應用方法，是
直接使用花精原液（stock
dilution）。如果上述治療
方法對你來說似乎太微弱
或無效，可以直接從濃縮
花精瓶（從商店購買回來
的瓶裝花精）中，取一滴
花精直接塗抹在穴位上，這個方式可能對某些體質的
人會更有效，但效果較直接強烈，因此還是請先嘗試

用水稀釋的方式。選擇這種使用方式時,過程中請小心,不要讓濃縮花精瓶的玻璃滴管接觸皮膚。花精是精微物質,與皮膚接觸後,又將滴管放回到瓶中,可能會影響其效果。(如果發生這種情況,只需將滴管浸入酒精中即可清潔。)以這種方式塗抹時,用手指或棉球在穴位周圍大圈的將花精搓揉開來,以確保穴位有被覆蓋到。

塗抹花精後:

傳統的治療方法,是在花精塗抹於穴位後,仰臥休息二十~十五分鐘。(仰臥而不是側臥,有助於保持清醒,因此你會更有意識地接收治療效果。)四十五分鐘是激活該穴位之氣的最佳時間;但如果你的休息時間有限,躺二十分鐘也同樣能令人感覺煥然一新。

對於白天沒有時間,或不想在白天休息的人,在

就寢時間按照前述的方法
擇一應用也很有效。這是
一種治療身體，同時讓自
己休息的簡單方法。當你
早上醒來時，檢視自己的
身體是否有任何變化，也
會很有幫助。在花精和針

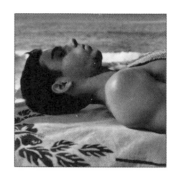

灸穴位結合的療癒過程保持越高的自我覺知，對你就
會越有效果。

◎ 傳統的治療節奏

　　身體可能會讓你知道自己需要多久進行一次特定
穴位的花精治療。你可能想要每天一次，持續一週；
或是每週一次，持續一個月。也許在繼續進行新的治
療之前，只需要這樣做一次。（建議上限為每天兩
次。）讓身體自己告訴你，這個特定療程該重複的頻
率，以及該持續的時間，例如，如果你認為這個療程
需要做一個星期，而在週間「忘記」了，相信你的身

體正在吸收之前的治療效果，並且在身體提示可以的時候，恢復療程的進行。

其他應用方法：

◎ 簡易治療方法

不一定要躺著接受完整的花精穴位治療，你也可以用棉球沾取花精水，直接塗抹在穴位區域，然後繼續去進行當天的日常活動，但如果你選擇這樣的方式，最好每天使用兩～三次花精穴位療法，這樣可以提高效果並確保其功效，同時使你能夠保持日常生活節奏。

你可以在裝滿泉水的小玻璃瓶中，加入二～四滴花精，白天隨身攜帶，方便出門在外使用。在健康食品商店中，經常有售賣一盎司的玻璃滴管瓶子，這些瓶子很適合讓你用玻璃滴管將花精水直接滴在穴位區域。（以這種方式塗抹花精水時，請確保不要將玻璃

滴管的末端直接接觸皮膚。）

◎ 敷布法

　　另一種也很有用的花精穴位治療方法，是按照之前的步驟說明在水中加入花精（參見第七十五頁），對於這種治療方式，用稀釋的花精水，會比直接使用花精原液更好。

　　用兩條標準大小的自黏性繃帶，將繃帶的軟墊浸入花精水中使其濕潤，然後貼在身體左右兩側所需的對稱穴位上。（如果是用於任脈和督脈上的穴位，只需貼在單點上。）你可以將此方法用於傳統的俯臥位治療或簡易治療上。相同的，讓你的身體來告訴你何時移除繃帶，二十分鐘對你來說可能就已足夠，但其他人可能會想敷用更長的時間。

使用覺知來療癒

　　花精穴位治療都是有效的，無論選擇用何種方式進行。然而，這種療癒方式在保有覺知的情況下效果最好。如果你選擇的方式，只是將花精使用在身體上，然後繼續你當天的日常活動，那麼加上牢記此花精和該穴位的作用描述，這樣的清晰意圖會對療癒更有幫助。治療可能會以微妙的方式起作用，如果你選擇關注這個過程，將可以清晰地見證你的思想、感覺和身體的改變。

　　當達到你所設定的療癒目標，感覺身體好轉了，記得感謝療癒你身體的特定花精和穴位，它們促進了這種更新。感恩的力量也可以增強療癒的效果。

專業療癒者應用須知

上述的治療應用方式很容易就可以加入到專業者的療癒系統中。

針灸師和指壓師

推薦的使用方法，是將花精滴入水中，然後用棉籤直接塗抹在該部位。但是如果你覺得個案可以適應直接以花精原液用於穴位的效力，就可如此施作。可以透過使用在自己身上，分別體驗花精加入水中，以及用花精原液的效果和感受，只要親身體驗到花精不同稀釋程度的效果，就有助於辨別稀釋到何種程度，可以針對客戶的個別需求。

可以單獨使用花精治療；也可以在使用花精後，再用針灸針或指壓按摩刺激該穴位。想進行更強效的治療，可在塗抹花精後，以金製的針灸針稍微刺入該穴位的皮下。金的振動頻率，是花精與穴位間非常強大的連接器。

最後可以提供客戶一瓶專屬的花精配方瓶，並附上如何在家中使用的說明，讓客戶可以每天一次，持續使用一週，如此便能延長並加深治療效果。

按摩治療師和身體工作者

將二～四滴花精滴入少量按摩油中，用這種按摩油在適當的穴位上按摩，會有絕佳的效果。

三十八支
巴赫花精
及其對應穴位

釋放情緒的最簡單方法是專注於它，讓自己保持有意識的覺知，專注於當下，將不只面對令你不適的消極情緒，還能同時觸及到你所隱藏的積極面向。對立面的結合能引發新生命力的誕生。

清楚覺知自己在任何時刻的狀態，是讓身體系統保持最佳運作水平的祕訣。學習與身體連結，並且清晰定位身體不平衡的位置，是自我覺醒的過程，也能開發自我療癒的能力。

當你閱讀以下有關三十八種花精及其相應穴位的描述時，可能會覺得其中有些特別吸引你。

傾聽一下，你的身體在哪些穴位或花精的篇章時產生了「火花」，這能提供你要從哪裡開始嘗試此療法的靈感妙方。

以花精的液態光能量，應用到經絡系統上的穴

三十八支巴赫花精及其對應穴位

位，這只是提供一把「鑰匙」，協助你達到最終目
標，即不需要本書的協助，也能夠依憑自己的覺知作
為定位光源，來鎖定和解除身體被封閉的點。

　　請記住最重要的一點，即使身體穴位示範照片僅
標示一個穴位，但十二個主要經絡在身體的左側和右
側是成對出現，將花精應用於某個穴位時，它也必須
同時鏡像應用於身體另一側完全相同位置的穴位上，
這麼做是為了確保治療是平衡的。

　　唯一的例外是任脈和督脈穴位的身體示範照片，
因為這兩個經絡位於身體正中線，並非對稱，所以你
在照片中看到的穴位，會是唯一的應用點。

中醫（Traditional Chinese Medicine, TCM）領域須知

本文中穴位旁邊的數字，是遵循J. R.沃斯利所述的
五行針灸系統。這些數字有些可能與中醫系統中使

用的穴位數字不同：例如，五行註釋中的膀胱經54
在中醫系統中被稱為膀胱經 40。對於那些學習中
醫的人，正確的中醫穴位編號將標示在白楊（As-
pen）和橄欖（Olive）（這兩個穴位具有不同的代
表編號）末尾章節的註釋「中醫領域」中。此外，
肝經14（荊豆〔Gorse〕）在五行針灸和傳統中醫
兩個系統中的穴位位置略有不同（在荊豆篇章的末
尾有加以附註解釋）。

龍芽草（Agrimony）

　　龍芽草如同「睡美人」花精，協助你喚醒自己去面對外在世界。當你得用朝氣十足的狀態示人，內在卻又痛苦不堪時，便可使用這支花精。當你目睹失衡或失序的行為總是一再被周遭人所忽視，內心和外在世界開始產生隔閡：自我觀感中的不信任，加上想要取悅他人，最終導致你封閉心門，隱藏起真實自我。

　　使用龍芽草花精，能讓你對世界保持開放，而這個世界向來是欣賞事物如其本質的存在。

　　薔薇科的龍芽草，它的花朵猶如光線般色澤金黃，綻放在直挺高聳的花莖上，但是在花朵朝氣美麗的外觀下，種子卻帶著芒刺，能攀爬在走過人們的衣服上——這便是這植物的雙重面向。

龍芽草花精的針灸穴位

心包經 6（Pericardium 6），
內關穴（Inner Frontier Gate）

內關穴連結著心包經和三焦經。心包扮演著通往內心的大門，讓你可以觸及到內在最親密的感受，三焦經則能開啟你通往整個世界的門戶；因此內關穴能讓你往內連結親密感受，同時也能對整個世界開放。

這是通往內心的門戶關閉時可以使用的穴位。它所帶來的溫暖和保護感，讓你有勇氣面對已經發生的傷害，並幫助你重新開始真實地表達自我。

CHAPTER 4

三 十 八 支 巴 赫 花 精 及 其 對 應 穴 位

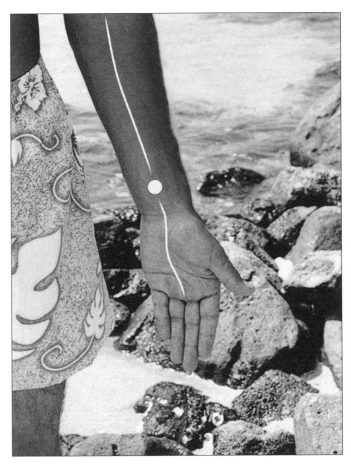

龍芽草花精針灸穴位，心包經6，內關穴

花精與穴位的結合

　　心包就像承載著心臟的搖籃，當這片薄膜有損傷時，會使你純真的愉悅感消失。而因為內心長久的封閉，你會感受到如同龍芽草花精失衡狀態的折磨感。在內關穴的位置使用龍芽草花精，將能讓這世界的光明流淌進你內心的空間，重新填滿喜悅。

三 十 八 支 巴 赫 花 精 及 其 對 應 穴 位

白楊（Aspen）

　　白楊是對應未知恐懼的花精。這種狀態可能是由於根植在你的細胞中孩童時期的創傷引起的；也可能是生活中發生不確定的轉折而導致的短期狀況。

　　通常童年時期突如其來的可怕事件，會造成白楊的狀況。使用白楊花精可以釋放這種內心顫抖的狀態，將你與更精細的能量連結、扎根，讓你能在未來體驗到信任和信心。

　　白楊是一棵銀色、樹皮如同紙質的小樹，圓形的葉子垂直生長在樹枝上，猶如一根根小槳，使它們在微風中會不停抖動，如同在顫抖一般。在秋天，白楊金黃的葉子把樹林譜成了金色的交響樂，傳遞非凡的光明和勇氣。

白楊花精的針灸穴位

膀胱經54（Bladder 54），
委中穴（Equilibrium Middle）

　　膀胱經受水元素支配，水元素又與恐懼情緒相關。委中穴是膀胱經上的土（元素）穴位。有時當自己無法有清晰的視角，就會對前方未知的事物缺乏信心，還可能會被恐懼和焦慮困住。使用膀胱經上的土穴位建立「河岸」，或為你的水元素提供容器，這種止住水元素蔓延的作法，能讓你產生安全感，並能將意識安定在當下，有助於消除自己對於未來的負面想像。

CHAPTER 4

三十八支巴赫花精及其對應穴位

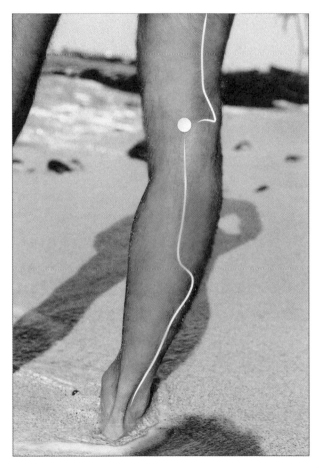

白楊花精針灸穴位，膀胱經 54，委中穴

花精與穴位的結合

在白楊狀態下，你的身體會顫抖。而當你將白楊花精塗抹於膝蓋後方的委中穴時，如同讓你的雙腿停止顫抖，因此可以自信地站挺，安全地朝著生命的目標邁進。

※中醫領域：五行針灸中的膀胱經54，就是傳統中醫的膀胱經40。

山毛櫸（Beech）

易對他人挑剔和批判時，請使用山毛櫸花精。當你發現自己用苛刻的言語，來為自己與他人創造界限時，原因往往是自己與身體的聯繫過於分離而鬆散。使用山毛櫸花精，會將你帶回身體，讓真實自我獲得穩定和支持，猶如扎根於大地。當你再次感到安全時，自然會領略到他人與世界美麗的一面。

山毛櫸樹根較弱，在大風中很容易被吹倒。山毛櫸樹林傾向於為自己創造封閉的環境，樹冠堅固，防止光線進入，以阻止其他灌木和樹木生長。被稱為金星的行星樹，戀人經常將他們的姓名首字母刻在它柔軟、脆弱的樹皮上。

山毛欅花精的針灸穴位

膽經41（Gall Bladder 41），
足臨泣穴（Foot above Tears）

　　對自尊（self-esteem）而言很重要的穴位。足臨泣穴連接上與下，擁有強大的垂直能量，協助你在真理中堅定站立。這個穴位強大、奔騰的能量，將你的頂冠連接到你的足根，能連結核心並取得自我認同。作為木元素經絡上的木（元素）穴位，它快速流動的能量就像春天的第一天，植物在這時候加速生長，使其能夠邁向成熟。

三 十 八 支 巴 赫 花 精 及 其 對 應 穴 位

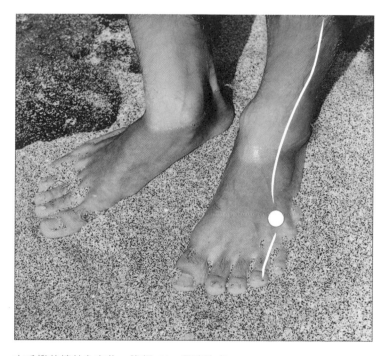

山毛櫸花精針灸穴位，膽經 41，足臨泣穴

花精與穴位的結合

膽囊排出膽汁，膽汁是一種酸性物質，最初在肝臟中製造，可分解脂肪。在人身上，膽汁代表尖酸的性格，是用苛薄的言語表達，加上諷刺和評判來擊潰他人。足臨泣穴有助於讓身體獲得靈活性，讓你在當下獲得寬容的能力。就像山毛櫸花精一樣，它帶你回歸自己的身體，在那裡，你可以記住自我的真正本質。

將足臨泣穴和山毛櫸花精結合起來，可以幫助你克服使用不友善的言語，以製造虛假界限來保護自己的需求。

矢車菊（Centaury）

　　當你發現自己將過多精力放在服務奉獻他人而筋疲力竭時，使用矢車菊花精會非常有用。矢車菊是教會你滋養自己並「懂得拒絕」的花精。矢車菊同時幫助你理解，拒絕那些目前超出實際能力以外的請求，並為自己儲備、保留資源和能力，將能夠豐盛自我的生命能量形成一個磁性能量源，使你的存在本身就能成為他人的療癒力量。通過滋養自己，你將能自然而然地療癒和支持他人。

　　矢車菊是一種自古以來就用於治療的龍膽科植物。它的草藥成分是苦的，過去廣泛作為一種胃藥使用。它的星形洋紅色花朵對光敏感，在太陽剛出來的清晨綻放，在正中午時閉合。

矢車菊花精的針灸穴位

胃經40（Stomach 40）, 豐隆穴（Abundant Splendor）

豐隆穴連接脾經與胃經。脾經將營養分配給所有經絡，而胃經則為這種分配提供養分。如果胃和脾不能良好的協同工作，那麼在為他人服務時，就會耗盡你的資源。

花精與穴位的結合

當你忽視餵養自己時，生活可能會像矢車菊一樣苦澀。將矢車菊花精與豐隆穴相結合，會讓身體感覺得到了充分滋養。在精神層面上，矢車菊和豐隆穴的

三十八支巴赫花精及其對應穴位

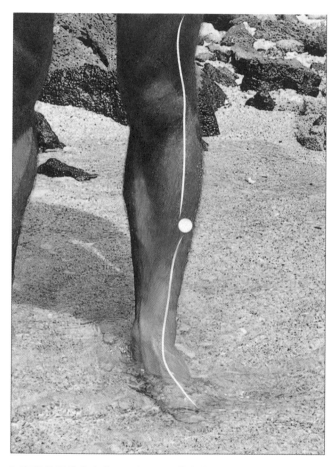

矢車菊花精針灸穴位，胃經 40，豐隆穴

夥伴關係會給予你支持，幫助你辨別何時適合投身在
世界中服務，以及何時需要得體的退居幕後，以補充
滋養自己。

三 十 八 支 巴 赫 花 精 及 其 對 應 穴 位

紫金蓮（Cerato）

　　紫金蓮花精能協助你，無論別人怎麼說，你都能根基於內心的智慧，反映自己內心的真實而不受影響。在巴赫醫生所在的時代，人們對這支花精的描述，就是來協助那些擁有直覺，卻不願意相信自己內在知識，選擇聽從他人建議，推翻自己內在更佳判斷的人。

　　在現今這個時代，學習相信內在直覺感知，獲得越來越廣泛的認可，這擴大了紫金蓮花精的影響力，使它成為最受歡迎的單方花精之一，在世界各地依據巴赫醫生的製作方式被廣泛製作。

　　紫金蓮花精有能力讓你的心臟成為能思考和傾聽的感知器官。

　　紫金蓮原生於西藏，在英國的花園中被巴赫醫生發現。多作為觀賞灌木，其鮮藍色的五瓣花很小且成簇生長。如此鮮見的花朵顏色在花卉王國中顯得如此稀有，因此常引起人們的關注。在大自然中瞥見紫金蓮，可以讓你的心快樂地跳動，如同青鳥給予人的好兆頭。紫金蓮花精中文又名：水蕨、希拉圖。

紫金蓮花精的針灸穴位

心經7（Heart 7），
神門穴（Spirit Gate）

神門穴是心經上的土（元素）穴位和原穴，為心經裡的火元素，可以到達整個身體系統的門戶。由於神門穴是心經上的土穴位，因此能讓你平靜下來，扎根於當下，進而能夠聆聽內心真實的聲音。

作為心經的原穴，這個穴位能自我調節，來平衡過度活躍或不活躍的心之火，使其成為一個使用紫金蓮花精的高頻能量的理想「救援」穴位。

直接使用紫金蓮花精
在心臟區域上

整體來說，紫金蓮花精的能量超越了經絡系統。它有能力協助心獲得新力量，讓你了解一種全息的（holographic）新思維方式，超越右腦或左腦思維功能。全息思維是用心作為聆聽的感知器官，它的功能是超越對立性的思維，並帶來更高的覺知。

為此目的使用紫金蓮花精的最有效方法，是將兩滴花精滴入一碗溫水中，然後用布浸濕後，在心臟區域大圈的擦拭。

還可以用將沾濕花精水的毛巾（擰乾）放在心臟上，然後休息二十～四十五分鐘，將會有煥然一新的療癒效果。

CHAPTER 4

三十八支巴赫花精及其對應穴位

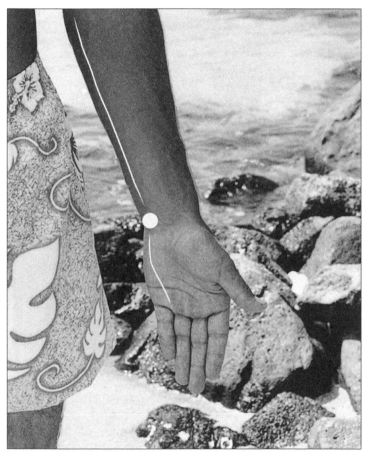

紫金蓮花精針灸穴位，心經 7，神門穴

櫻桃李（Cherry Plum）

　　櫻桃李是一種治療情緒失控，甚至失去理智的花精。在極端情況下，這種負面狀態甚至會讓人有想自殺的衝動。在比較溫和的狀況中，櫻桃李花精可用於緩解兒童的暴躁易怒。櫻桃李的甜美、深度平靜的能量，在釋放被壓抑的力量的同時，也促進了臣服和信任生命一切安好的能力。它也有助於穩定你對自己的信心。

　　櫻桃李是薔薇科的樹種之一，它可以長得很大，夏天會結出小而甜的橙紅色李子。剝落如紙質的樹皮，在夕陽的照射下，看起來呈現明亮的櫻桃紅色。當它在春天開花時，滿開的白色小花，像是將樹籠罩在朦朧的白色雲朵中。

櫻桃李花精的針灸穴位

督脈 14（Governing Meridian 14），
大椎穴（Great Hammer）

　　大椎穴從可以平息從下方升起、過盛的憤怒或紅色能量；它還可以將你的精神強行帶回身體，對緊急情況很有用，可以幫助你與自己合一，將襲來且威脅到你的過熱能量消退。

花精與穴位的結合

　　櫻桃李狀態往往出現迅速，令人感覺超出自己的控制能力。櫻桃李花精和大椎穴的結合，讓身體在這種狀況發生時，立刻能感到釋放，因而避開不愉快的經驗。

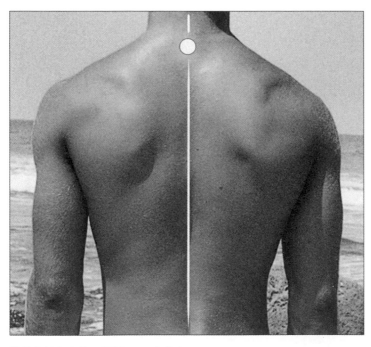

櫻桃李針灸穴位，督脈 14，大椎穴

栗樹芽苞（Chestnut Bud）

當你的生活課題似乎一遍又一遍地接連循環發生，但你只是不斷重複同一種模式，就會陷入栗樹芽苞狀態。栗樹芽苞花精已被證明，對那些苦於學習障礙或強迫症的人有幫助。在最深的層次上，栗樹芽苞有能力協助連結自我核心本質，並幫助它在世界上綻放。

這種花精是由白栗花樹的芽苞製成，白栗花樹是能開出大朵且氣味芬芳的白花的大樹。巴赫醫生的每種栗樹花精製劑，都是針對不同的焦慮狀態。而他汲取了栗樹的芽苞精華，讓還被包裹在芽苞中的個人靈魂力量能綻放於世。栗樹芽苞花精中文又名：栗苞、栗子花苞。

栗樹芽苞花精的針灸穴位

任脈20（Conception Vessel 20），
華蓋穴（Flower Covering）

　　華蓋穴位於身體中央，協助建立免疫系統的胸腺之上，包裹著你最珍貴的精神特質。任脈可以想像成一株從泥土中生長出來的蓮花，向上穿過水，在陽光下長成一個花苞。任脈讓靈魂對生活中所經歷的考驗產生理解。華蓋穴可以視為任脈上蓮花花苞開花的地方。激發此穴位，可以讓你的核心本質或精神之花，盛開在世界中。

三十八支巴赫花精及其對應穴位

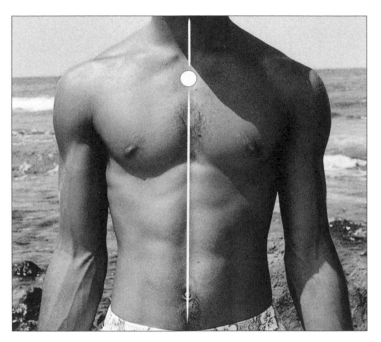

栗樹芽苞花精針灸穴位，任脈 20，華蓋穴

花精與穴位的結合

　　巴赫醫生的內在直覺，讓他從豐碩的栗樹芽苞中
製作出這種花精，協助你進入更高頻率的生活方式。

　　將栗樹芽苞花精和華蓋穴相結合，能讓身體感受
到內在的綻放，由此產生出新的平靜感。

菊苣（Chicory）

　　菊苣花精主要的適用時機在於，當你沉浸於自憐的想法，感覺世界沒有滿足你的需求，你可能會拒絕承擔自己的生活責任，直到認為自我需求得到滿足。通常若你周圍的人拒絕這種負面的關注索取和過度的要求，他們也會因此遭受痛苦的後果。在這個世界上遍尋不著自己想要的目標，會令人感到沮喪，好像永遠不會找到一個屬於你的舒適又熟悉的地方。菊苣花精能打開通往真正屬於你的心之大門。

　　菊苣的花是美麗的淡藍色，生長在高高的莖桿上，是路邊常見的植物。花朵在清晨開放，中午閉合，這可能會讓你聯想到天堂之眼，它們關閉得太快，以至於你總是無法在恰當的時機看到它們。如果你渴望擁有這淡藍色花朵，會發現它們還會在被採摘時合上花苞。

菊苣花精的針灸穴位

胃經29（Stomach 29），
歸來穴（The Return）

當已經處理了許多舊模式，卻發現你還欠缺一個最後的推力才能放手時，就可以利用歸來穴。在旅途中迷失且缺少食物的飢餓感，可能是讓你跨越這個困境的推動力。歸來穴的影響力能讓你放手，並將你「帶回家」，回到內在的核心，如同離開多年後，歸來並接受了一場豐盛的宴會一樣，支持和營養會瞬間湧入。

三十八支巴赫花精及其對應穴位

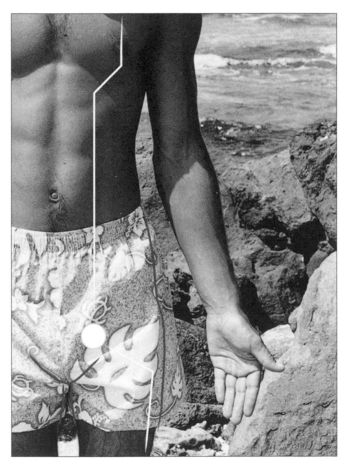

菊苣花精針灸穴位，胃經 29，歸來穴

花精與穴位的結合

　　菊苣的階段就像歸來穴一樣，是要進入下一階段之前必須採取的最後步驟之一。在意識到生活沒有滿足你的需求，你會自憐自艾，這並不代表你是個受害者，而是因為自我的進化，需要你用自己的力量去創造所需，一旦達到這個階段，你就會回歸自己內在這個「家」，開始開創自己的命運。將菊苣花精和歸來穴結合，身體就能夠實現此一躍進。

鐵線蓮（Clematis）

　　當你無法體驗當下的生活，使用鐵線蓮花精可以將你的意識帶回自己身上。在這種狀態下，你可能會感到無所適從，包括腦中感受不停向外擴展，使你難以聚焦於當下。為了免於面對生活挑戰的痛苦，情緒會讓你夢想脫離現實世界，去到想像中更美好的地方。鐵線蓮花精可將飄浮在雲端的頭腦帶回來，讓你扎根於真正能引導你走向天命的天賦和才能。

　　鐵線蓮是一種帶有白色小花的藤蔓，可提振人的心情，猶如置身夢境一般。鐵線蓮無法自行生長，它們攀爬在樹木和灌木上，從覆滿白花的頂棚俯視大地。它也被稱為旅人的喜悅，如同它給過路人帶來的振奮感受。

鐵線蓮花精的針灸穴位

膀胱經58（Bladder 58），
飛揚穴（Fly and Scatter）

　　飛揚穴連接腎經和膀胱經。腎經使你可以了解自己的整體目標，以及產生達成目標的意志力。膀胱經充當儲存這些信息的銀行，在你需要時可以從中提取信息。當膀胱經與腎經斷開時，就像儲存你財富的銀行因休假而關閉，使你無法從帳戶中提取寶貴的資源。

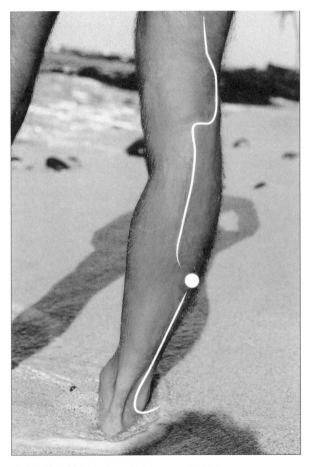

鐵線蓮花精針灸穴位，膀胱經 58，飛揚穴

花精與穴位的結合

　　在鐵線蓮狀態下，你所擁有的天賦並沒有植根在你的身體內，導致整個系統的弱化。將鐵線蓮花精與飛揚穴結合在一起，可以讓身體擺脫「休假」的狀態，並能有意識地使用你所擁有的美妙天賦贈禮。

野生酸蘋果（Crab Apple）

野生酸蘋果是一種用於淨化不潔感的花精。如果你總是覺得自己的生命之流中有一些不潔淨的東西，這種想法可能會無限擴張到占據你大部分的思緒，不僅影響到你如何看待世界，也同時影響他人看待你的方式。

野生酸蘋果花精不僅能從你的意識和內在系統中消除這種被污染感，也能在身體層次產生淨化效果。使用野生酸蘋果花精，能讓人有種好像回到久違的天堂那般的純淨感受。

野生酸蘋果樹，迷人的粗糙樹幹和恣意生長的外觀，加上在春天開著白色中帶點粉色的無瑕花朵，美到令人嘆為觀止。野生酸蘋果樹本身就像是一個悖

論：果實酸甜，散發如同花朵一般的芬芳氣味；樹幹給人一種古老的印象；而花朵則保有春暖花開的青春活力。

野生酸蘋果花精的針灸穴位

大腸經 18（Large Intestine 18），
扶突穴（Support and Rush Out）

　　扶突穴是身體六大「天窗」穴位之一，這代表它的功能是促動和支持各個層面的深度轉化。此穴位可以協助你了解深層的潛意識原因，為什麼自己無法擺脫有毒的身體、精神或情緒狀態。一旦理解原因，就能感受到支持，並對於這個現象有積極的應對機制，讓那些使你感覺不潔淨的人事物被釋放出去。

花精與穴位的結合

　　野生酸蘋果花精與扶突穴相結合，讓你能接受來自身體智慧所提供的支持，同時放下無法給予支持的人事物，這會讓你有回春和煥然一新的感覺。

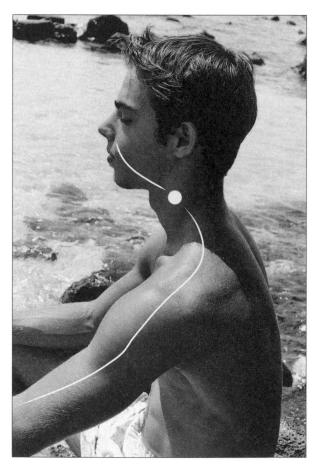

野生酸蘋果花精穴位，大腸經 18，扶突穴

三 十 八 支 巴 赫 花 精 及 其 對 應 穴 位

榆樹（Elm）

感到被生活淹沒時，就是使用榆樹花精的時機。例如被許多同時進行的事項消耗殆盡，你的能量會盡可能擴散到你的領域的外圍，試圖涵蓋無數的細節，這種力量的分散可能會導致一種感覺，好像你試圖將腳固定在地面上，卻被同時來自四面八方的需求吹來吹去。榆樹花精將你的能量從外圍意識帶回身體，在那裡建立一個強大的中央能量核心，使你能維持挺立。在當下深深扎根於大地，會讓你感到安全，並且能夠愉悅地完成所有任務。

榆樹是一棵高大雄偉的樹，可以長到一百英尺高。它的紫色小花只在春季開花幾天，其樹木整體寬闊的形狀使它成為一棵很好的遮蔭樹。近年來，荷蘭榆樹病已在許多地方摧毀了榆樹，這是一個榆樹在低生命力的環境中變得脆弱的生動例子。

榆樹花精的針灸穴位

任脈8（Conception Vessel 8），
神闕穴（Spirit Deficiency）

　　神闕穴是位於肚臍或臍部穴位的名稱，激發這個穴位能讓你連結自己的核心，同時通過全息關聯（holographic association），也能連結到地球的核心，將你的能量扎根。

　　當這種聯繫被切斷時，精神就會匱乏或飢餓。作為出生時與母親相連的物理位置，神闕穴是重新讓你的靈魂／精神能量（存在於任脈）和你的身體之間穩定相連的主要神經叢。

三 十 八 支 巴 赫 花 精 及 其 對 應 穴 位

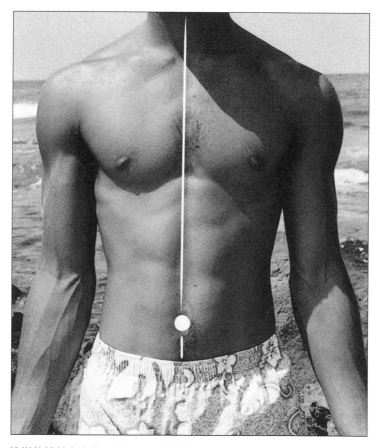

榆樹花精針灸穴位，任脈 8，神闕穴

花精與穴位的結合

　　當同時想朝多個方向前進時，你可能會失去自我核心的穩定感，在神闕穴上使用榆樹花精，可以讓你立即重新定位自我，當這個支點被重新建立時，身體也能歡迎它的各個部分回家。

龍膽（Gentian）

人生路上遭遇挫折時，龍膽花精會很有幫助，這支花精能讓你看清，是什麼原因導致如此令人失望的結果，並且讓你願意回到初心。

在最深的層次上，龍膽狀態呈現出一種不斷對世界感到幻滅的心態，因此很可能會讓你的人生旅程充滿濃厚的失落感。使用龍膽花精，有助於打開那看似漫長又黑暗的走廊盡頭大門，將你帶入更高、更明亮的現實。

龍膽植物生長在低矮的地面上，紫色杯狀花朵像是上升的和弦音符，直接從大地中伸展出來，面向天空，依偎在長長的橢圓形葉子中。龍膽給人一種很低調的印象，它就像一位古代智者或祖父，喜歡生長在靠近天空的高山上。

龍膽花精的針灸穴位

腎經21（Kidney 21），
幽門穴（Dark Gate）；
腎經22（Kidney 22），
步廊穴（Walking on the Veranda）；
腎經 23（Kidney 23），
神封穴（Spirit Seal）

　　腎經較上方的穴位，主管著朝人生最高目標前進的動力，以實現你的命運。幽門穴開啟了你一直徘徊於黑暗盡頭的道路起點。步廊穴可以讓你在漫長的旅途中，感到煥然一新。神封穴為你的成就打上印記，封存在你已經達到的新階段。

三 十 八 支 巴 赫 花 精 及 其 對 應 穴 位

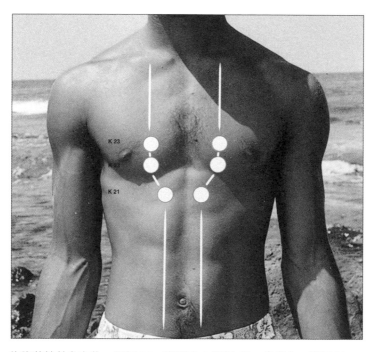

龍膽花精針灸穴位，腎經 21，幽門穴；腎經 22，步廊穴；腎經 23，
神封穴

花精與穴位的結合

　　挫折與失望聽起來像極低沉的音符，會穿透、深植在你的本質內。通過龍膽花精與腎經較上方的三個穴位相結合，便能超越這種狀態，恢復你的本質，刷新和重振身心，回到高頻狀態。

荊豆（Gorse）

　　當你感到絕望且看不到走出困境的希望時，可以使用荊豆花精。這種感覺通常是由於缺乏信心，以及恐懼自己沒有足夠資源能面對現正所處的黑暗所引起。荊豆花精能為你的身體系統帶來燦爛的光，正面迎擊黑暗。當你用來維護自己和實現目標的熾熱力量淤滯而無法發展時，可能會體驗到絕望和沮喪帶來的下沉感。當這種停滯被釋放時，對未來的積極展望將會把希望的力量帶回。

　　荊豆是金雀花（Broom）科的植物，生長在沙地和酸性土壤中的茂密灌木叢，長滿濃密的荊棘，因此難以穿越。金色的豌豆形狀的花朵盛開時，帶來滿山遍野的金黃光芒。其鮮豔花朵的魅力，與凶猛難以接近的荊棘形成鮮明的對比。

荊豆花精的針灸穴位

肝經14（Liver 14）， 期門穴（Gate of Hope）

期門穴是肝經的最後一個穴位，對肝臟有直接性的影響。這個穴位可以平息過度的憤怒，並啟動被抑制的肝功能。在精神上激發這個穴位，可以讓你憶起曾經為自己夢想過的美好未來，並清除實現目標的障礙，就像春天一樣，你重新站起來，並開始成長。

花精與穴位的結合

荊豆狀態非常沉重。當你被黑暗籠罩，無法有任何希望和夢想時，就會不斷往下墜。在期門穴上使用荊豆花精，就像打開一瓶被軟木塞堵住已久的美味氣

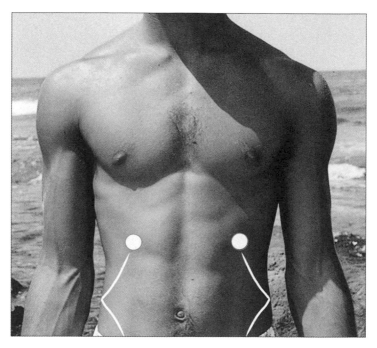

荊豆花精針灸穴位，肝經 14，期門穴

泡飲，歡慶光明的未來又重見天日。

※ 中醫領域：請注意，在沃斯利的五行針灸中，肝經 14，期門穴的位置略低於傳統中醫的位置。位置在胸廓下緣的乳頭垂直線上，在任脈 11 和任脈 12 中間的位置，大約與肋骨最下緣的 V 型槽口相同位置。

石楠（Heather）

　　當你不斷思考關於自己的事情和問題時，石楠花精會很有幫助。這種狀態更深層的表現，是會不斷向別人談論自己的問題，或是產生一種輕微的歇斯底里，發生在你覺得獨自面對一個對你而言功能失調的世界，並且想不斷向他人表達這個想法，但又再度受挫，你可能會因此陷入絕望，覺得被孤立。使用石楠花精可以釋放這種孤獨感，幫助你再次看到和感受到更廣闊的世界。

　　粉紅色的石楠花是喜歡在廣闊、被風吹拂的地方獨自蔓延生長的灌木植物。一看到它，你可能會心生喜悅，就像走在偏僻蠻荒的道路上，看到一位親近的朋友一樣。生長在偏遠處的石楠向你傳達一個信息：即使離家遠行，你的美麗也會被銘記，你的心也能與沿途遇見的人相連結。

石楠花精的針灸穴位

脾經21（Spleen 21），
大包穴（Great Enveloping）

　　大包穴是脾經的最後的穴位，是所有聯絡穴位的母親（大包穴是人體最大的絡穴）。脾經掌管你的心理活動，並在你的思想開始痴迷地原地打轉時，正確地梳理你的思緒。大包穴是能「給予自己擁抱」的穴位，大包穴擁抱你所有的經絡，並將它們編織在一起。

CHAPTER 4

三十八支巴赫花精及其對應穴位

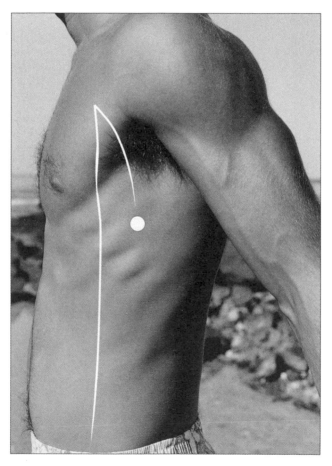

石楠花精針灸穴位，脾經 21，大包穴

花精與穴位的結合

在石楠狀態，你引發對自己的過度關注，想透過讓別人一遍又一遍地想起你，來與他人連結。將石楠花精和大包穴結合在一起，能向你的身體、思想和精神分配適當的養分，你的整體系統將獲益於這種全然被接納的感受。

三 十 八 支 巴 赫 花 精 及 其 對 應 穴 位

冬青（Holly）

　　當你感到嫉妒或生氣，似乎別人得到你所缺乏的愛時，冬青是一種能協助你在心中重建愛的力量的花精。

　　憤怒（anger）不同於抑鬱（depression）──抑鬱把你鎖在內在，憤怒則是具有創造力的階段，它的頻繁出現，意味著你可能非常接近突破，即將實現你的追尋。使用冬青花精能激發這種對愛的追求，突破障礙，進入內心深處，將內在熱情的火焰點燃。

　　冬青樹是世界上最美麗的觀賞樹之一，它綻放著白色的蠟質小花，在硬木枝條上大量盛開，周圍環繞著油亮、帶刺的深綠色葉子，使得摘取它們成為一種考驗。冬天，它們亮眼的紅色漿果，透過白雪皚皚的樹枝閃耀著光澤，令人賞心悅目，也讓冬青看來像是一位冬日的愛之使者。

冬青花精的針灸穴位

心經5（Heart 5），
通里穴（Penetrating Inside）

心臟就像一個皇室，向整個器官王國發出火的能量。通里穴能讓愛的溫暖回到因痛苦而上鎖的內心。在心門深鎖的狀態下，你在自己之外的任何地方都可見證到愛，然而卻無法在自己內心找到愛，而這個穴位會讓曾經屬於你的一切重新回歸，各安其位。

花精與穴位的結合

通常在盛怒和暴走的狀況下，你會需要冬青。你的狀態可以被形容為「神聖的瘋狂」，你會意識到自己都不像自己了，不僅疑惑自己究竟如何陷入這個境

三 十 八 支 巴 赫 花 精 及 其 對 應 穴 位

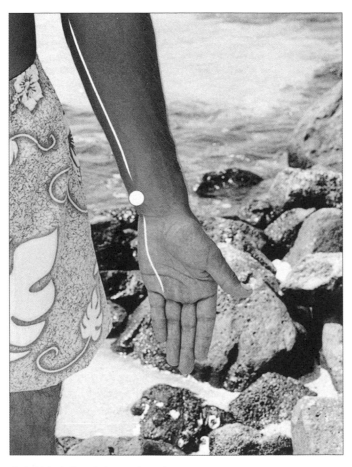

冬青針灸穴位，心經 5，通里穴

地，而且也對如何解決這種狀態感到迷惘。

　　使用冬青花精在通里穴上，可以增強你解開這個謎團的能力，並將愛的溫暖力量與你的心重新連結。透過這種方式，你能重新找回你所認識的自己，也能夠在生活中體驗愛。

忍冬（Honeysuckle）

　　當發現自己不斷陷入過去的回憶，無論是懷念美好的時光，還是對曾發生過的事情感到遺憾或悔恨，當這種渴望持續存在，你就無法邁向未來，此時請使用忍冬花精。當忍冬花精清除這種向後的拉力，你就能準備好進入新的體驗。

　　忍冬是一種攀緣藤本植物，它會垂墜而下，上面覆滿一束大約十二朵，長型玫瑰色的花苞，這些花苞會綻放成白色的花朵。它的香氣和甜味經常吸引孩子們，他們會採摘花朵並吸吮它的花蜜。嗅聞和品嚐花朵的樂趣，會成為對往日夏天清晰的感官記憶。

忍冬花精的針灸穴位

肺經3（Lung 3），
天府穴（Heavenly Palace）

　　天府穴是一個「通往天空的窗口」，讓你放下過去的信念，這些信念會阻礙和限制你在當下完整表現自己的能力。

　　激發天府穴，會將全新的靈感和價值觀下載到你的系統中，從而帶來視角的重大轉變。該穴位能激發活力，讓你能隨著新模式在全新的層次上體驗生活。

CHAPTER 4

三 十 八 支 巴 赫 花 精 及 其 對 應 穴 位

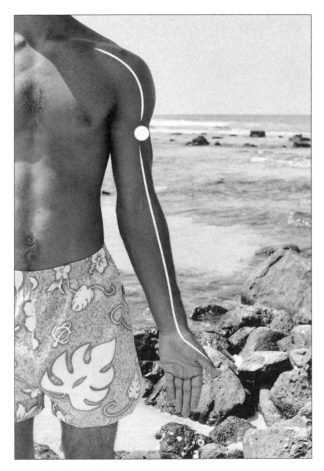

忍冬花精針灸穴位，肺經３，天府穴

花精與穴位的結合

對過去事件的遺憾和持續思考,會占據體驗當下快樂和喜悅的空間。忍冬花精和天府穴的結合,能讓你的身體呼出並釋放過去,吸入來自當下、此時此刻的芬芳。

角樹（Hornbeam）

　　當你早上醒來的那一刻，對生活的厭倦瞬間降
臨，就是可以使用角樹花精的狀態。這種疲憊感也與
對命運的倦怠有關，會使身體感覺緊繃而堅硬，或者
說像是「木頭」，就好像你的靈魂對日常工作體驗到
的那種周而復始的單調無趣轉移到身體上。

　　使用角樹花精可以讓你的身體煥然一新，對生活
中的任務產生新的興趣，並重振靈感以連結真正的命
運道路。角樹是高度中等的樹種，長而圓的葉子，使
之成為很好的遮蔭樹。其名稱中的角（Horn）表明了
其木材極高的強度和韌性。它樹皮上的漩渦圖案相似
於肌肉的紋理，反映了它強健的內部特性。角樹的木
材，過去曾被用來製作許多手工、工作用品，例如車
輪和屠夫的棒槌。角樹花精中文又名鵝耳櫪、鐵樹。

角樹花精的針灸穴位

膀胱經 1（Bladder 1），
睛明穴（Eyes Bright）；
膀胱經 67（Bladder 67），
至陰穴（Extremity of Yin）

　　睛明穴和至陰穴分別是膀胱經的起點和終點。就像「身體灑水器」一樣，這兩個穴位的合併使用，可以使你的膀胱經充滿活力之水，從而使你的整個系統恢復活力。通過激發至陰穴，你耗盡的陰性（女性）能量，被新的陽性（男性）能量補充。睛明穴可以讓你見證乾燥而變得堅硬的狀態下，重新補水的過程。

CHAPTER 4

三 十 八 支 巴 赫 花 精 及 其 對 應 穴 位

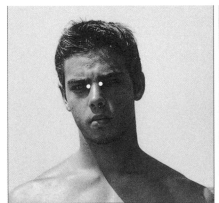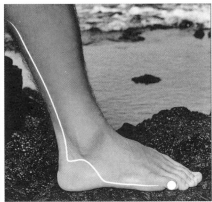

角樹花精針灸穴位，膀胱經 1，睛明穴；膀胱經 67，至陰穴

花精與穴位的結合

當你的生命活力達到最低點時，使用角樹花精，有助於注入新的靈感。將角樹花精與膀胱經上的第一個和最後一個穴位結合起來，會使你的身體瞬間再次變得靈活，因為它充滿了生命之水。

鳳仙花（Impatiens）

　　鳳仙花是一種緩解煩躁和不耐煩的花精。時間本應是順暢流動的，你卻感到無法與之同步，總會狠狠撞擊你，刺痛你的神經，令你的情緒難受。使用鳳仙花花精可以紓解並緩和這種刺激的能量，協助將自我能量帶回體內。透過將能量場從外部轉移回內部，協助身體重新建立和諧且自然的時間流動。

　　鳳仙花就像一片水汪汪的鮮綠色莖葉中突出的桃紅色小蘭花一樣。它們能在潮濕的地方迅速開花並播種。它們能短時間連續開出許多花朵，種子莢在它們爆裂的同時散播，好像迫不及待地想要製造未來的植栽，整株植物的能量都集中在這非常清晰的目的上。

鳳仙花花精的針灸穴位

膽經37（Gall Bladder 37），
光明穴（Bright and Clear）

　　光明穴結合肝經和膽經。肝經可以協助你撫平參差不齊的能量，使你能夠清晰看到未來實現自我目標的美好畫面；膽經則向你揭示當下真實的自己。膽囊會失去時間感，因為它沒有與肝臟相連，無法順利通往未來的任務，這會導致你容易感到煩躁和不耐煩。

花精與穴位的結合

　　美麗的鳳仙花總是處於忙碌狀態，但過度渴望盡快進行未來的任務，可能會模糊當下的現實，就像汽車的正時皮帶（timing belt）關閉時，內部發動機會無

CHAPTER 4

三 十 八 支 巴 赫 花 精 及 其 對 應 穴 位

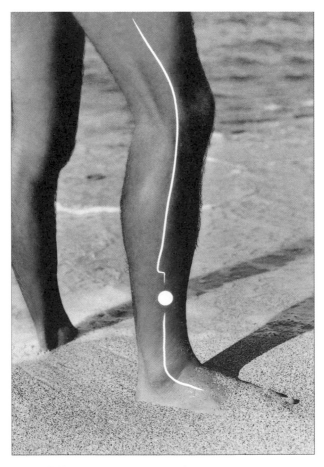

鳳仙花花精針灸穴位，膽經 37，光明穴

法平穩運行。將鳳仙花花精與光明穴結合，能讓你同
時了解現在和未來的藍圖，如此一來，你對時間的感
受，還有你的神經系統，將會再度恢復明亮和清晰。

落葉松（Larch）

　　落葉松是一種能增強自信的花精，尤其是在你得透過自我表達進入這個世界時。若你從很小的時候核心本質就常被他人否定，並且容易受外界影響，這股對真實聲音的抑制就會變成長期存在的問題。

　　當你感到能量被抑制，無法真實表達自我，落葉松花精能幫助你挺身而出，為自己發聲。落葉松花精能消除被壓抑停滯的狀態，恢復你獨特的表達方式，並將你的創造力帶入世界。落葉松是落葉松屬的植物，它的綠色針葉從樹皮呈現扇形噴霧狀長出，順著樹枝環狀生長。它的針型葉子在冬季會掉落。到了春天，落葉松的每朵紅色雌花就像是迷人的微型樹。落葉松的神奇之處在於，儘管屬於象徵不朽的常青樹，但落葉松卻像其他闊葉落葉樹一樣，遵循死亡和重生的循環。

落葉松花精的針灸穴位

三焦經15（Triple Warmer 15），
天髎穴（Heavenly Bone）

　　天髎穴是一個強大的穴位，三焦經的能量從肩部
這個穴位進入心臟，然後再回到喉嚨。此穴位的功用
除了在物理上能緩解肩部緊繃外，還可以傳送溫熱的
津液以潤滑心臟，開啟它的真實本質，通過喉嚨中的
發聲部位，將真實自我帶到表層。

　　如果你已經關閉了自己的心和聲音，無法表達真
我，此一穴位將讓你有勇氣擺脫「掐住你的手」，替
真實自我發聲。

三 十 八 支 巴 赫 花 精 及 其 對 應 穴 位

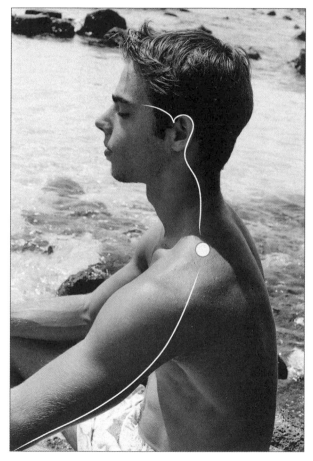

落葉松針灸穴位，三焦經 15，天膠穴

163

花精與穴位的結合

　　在落葉松狀態下，你的核心本質被壓抑，就像冬天的落葉松樹，它的種子潛力被壓抑著，但溫暖的春天到來，它的常綠針葉就能發芽。落葉松花精給予你萌芽般上升的力量，並將它們發送出去，讓你的真我發聲；就像天髎穴幫助你挺身而起，並為你傳遞一直等待著重新嶄露頭角的真實內在。

三十八支巴赫花精及其對應穴位

溝酸漿（Mimulus）

　　當你苦於特定的恐懼情緒時，代表進入了溝酸漿狀態。這些恐懼可能會伴隨著你生活中的各種實際活動，或是反覆出現的情感課題。使用溝酸漿花精，能平息這些恐懼，讓虛假又黑暗的部分消失，恢復平靜幸福的真實狀態。溝酸漿花精能將你具有彈性又充滿活力的天性帶回。

　　溝酸漿棲息在溪流或河岸附近，它似乎從冒泡而喧騰的水流中獲得快樂，搖擺的花朵像是向嘈雜的水流點頭致意。如同其他帶有黃色花朵的植物，溝酸漿散發出明亮而輕盈的感覺。

溝酸漿花精的針灸穴位

腎經24（Kidney 24），
靈墟穴（Spirit Burial Ground）；
腎經25（Kidney 25），
神藏穴（Spirit Storehouse）

當恐懼關閉了你獲取資源的能力，腎經較上方的穴位能讓你連結到自己的精華倉庫。靈墟穴是當恐懼埋沒你的靈魂時，挖掘和復甦靈魂的穴位。神藏穴是你從靈魂中找回天賦的地方，而當這些天賦在生命中落實時，你將能重新找回自我原始藍圖中，那自然無畏的天性。溝酸漿花精中文又名龍頭花、构酸醬。

三 十 八 支 巴 赫 花 精 及 其 對 應 穴 位

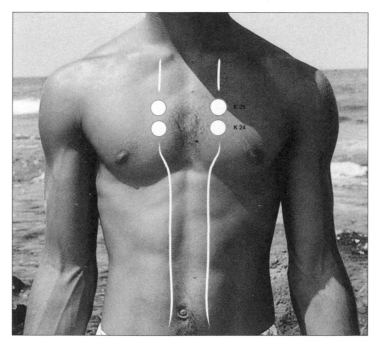

溝酸漿花精針灸穴位，腎經 24，靈墟穴；腎經 25，神藏穴

花精與穴位的結合

溝酸漿的恐懼狀態可能會讓人感到陌生，因為那是與你真實自我狀態無關的情緒。將溝酸漿花精與靈墟穴、神藏穴的結合，成功的證明你靈魂能量的儲存品質，能影響恐懼襲來的平靜程度。

溝酸漿花精與這兩個穴位的結合，能帶來恐懼狀態的逆轉，並復甦你的本質平靜狀態。

芥末（Mustard）

　　芥末是一種治療抑鬱的花精，這種狀態如同烏雲罩頂，感覺有重物壓住。這種類型的抑鬱，常發生於正在經歷某個對你的意識來說太具威脅性而無法應付的狀況時。芥末花精強烈的光之能量，能穿透恐懼的外衣，讓你意識到，是什麼導致你的抑鬱。如此一來，抑鬱就能透過自我的意識之光被釋放而消散。

　　芥末是最早預示灰濛降雪的冬天和連綿雨季即將結束的植物之一。鮮豔的黃色花朵覆蓋了整個田野和山谷，它的存在預言著黑暗的日子很快就會過去。它的種子以其火辣的氣味而聞名，所以被用作調味品，能使味覺更加活躍，有助於消化所攝入的食物。

芥末花精的針灸穴位

腎經 20（Kidney20），
腹通谷穴（Through the Valley）；
腎經 21（Kidney21），
幽門穴（Dark Gate）

　　腎經是你的資源倉庫，包含你的生命潛力。當你無法看清自己何去何從時，腹通谷穴給你信心和勇氣穿過黑暗的地方。通過開啟幽門穴，你將穿過最後一道阻擋屏障或門，讓你能看到新的光明即將降臨的預兆，朝著命運前行的力量隨之啟動。

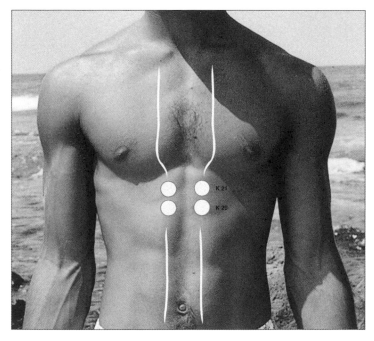

芥末花精穴位，腎經 20，腹通谷穴；腎經 21，幽門穴

花精與穴位的結合

　　將芥末花精與腹通谷穴和幽門穴相結合，可以將你的靈魂從正在經歷的黑暗季節中釋放出來。如同當芥末田金黃花朵盛開，猶如陽光灑落，這就是冬季即將結束的預言，將芥末花精與這兩個腎經穴位結合起來，可以助你消化這黑暗旅程的最後一段，並走進春天的光芒中。

橡樹（Oak）

當你因義務和責任而感到不堪重負時，就會需要橡樹花精。這種情況的典型跡象就是無視疲憊，並且一直用意志力逼迫身體去超越極限。使用橡樹花精可以讓你願意放手和臣服。當釋放個人意志時，會啟動一個能量源泉，讓你脫離將你向下拉的沉重重力。當你能進入生命之流，暢通無阻地流向命運時，勾勒未來可能性的能力就會恢復。

橡樹是負責任的森林公民，為許多生物提供食物和家園。一旦橡樹種子在森林地面發芽，它們就很難移植，而且過多的水會損壞它們的根部。橡樹就像強大的國王一樣，雄偉壯麗地統治著森林，但它們的樹枝過於僵硬，容易在大風中折斷。橡樹的壽命很長，直到樹枝變乾並屈服於重力而下沉才會結束。

橡樹花精的針灸穴位

腎經1（Kidney 1），
湧泉穴（Bubbling Spring）

　　湧泉穴是腎經的第一個穴位，位於雙腳底。刺激該穴位，會體驗到一股向上湧動的強大能量，這種能量會以一種愉悅且目標明確的嶄新感受流遍你的身體。湧泉穴作為身體主要的源泉點，是一個能量通道，可以讓你的身體、思想和精神的光譜整個恢復活力，並支持你在世界上體現天賦本質。

三十八支巴赫花精及其對應穴位

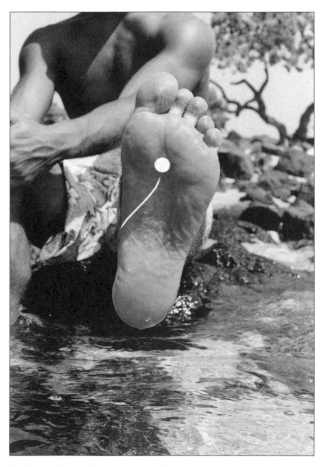

橡樹花精針灸穴位，腎經 1，湧泉穴

花精與穴位的結合

　　腎經的目的，是讓你與自己神聖的生命目標維持連結。橡樹的狀態是盡力想實現自我存在的意義，但失去了與能量源泉的聯繫，因此變得硬化而乾燥。

　　將橡樹花精與腎經的水元素重新結合，可以釋放較低意志的向下拉力，創造將沉重的責任感提升為喜悅的漂浮感，並使你與生命之流重新結合。

三十八支巴赫花精及其對應穴位

橄欖（Olive）

　　橄欖是在長期疲憊狀態下可以使用的花精。參與每天日常生活的細節，可能是很高的負擔，也許你會以為每天都是嶄新的一天，但每日殘留的疲勞可能都在累積，身體需要被恢復到更高頻的狀態。

　　橄欖花精幫助你找到這個更高頻的地方，能加深你與處在永恆和諧狀態的自我的連結，並為你提供輕盈飛翔的翅膀。

　　橄欖樹很小，生長在酷熱的氣候中，並在年老時結出果實。鴿子將橄欖枝帶到方舟中的諾亞面前，並在他再次找到陸地時，預言了苦難的結束。橄欖的果實和油，長期以來一直維持著世世代代人的健康。

橄欖花精的針灸穴位

**膀胱經 37（Bladder 37），
魄戶穴（Soul Door）；
膀胱經38（Bladder 38），
膏肓穴（Rich for the Vitals）；
膀胱經 39（Bladder 39），
神堂穴（Spirit Hall）**

　　橄欖花精的主要激發穴位是膀胱經較上方的三個主要翼穴（wing points），它們沿著背部的肩胛骨內側排列。魄戶穴是進入身體的入口之一，並與高頻的靈魂能量重新連接起來。膏肓穴是一個滋養身體、思想和精神各個層面的穴位。神堂穴與心靈的精神層面相連，讓你擁有綜觀一切的能力，如同鴿子在天空鳥瞰大地，因為飛得夠高，所以可以看到新的土地。

三十八支巴赫花精及其對應穴位

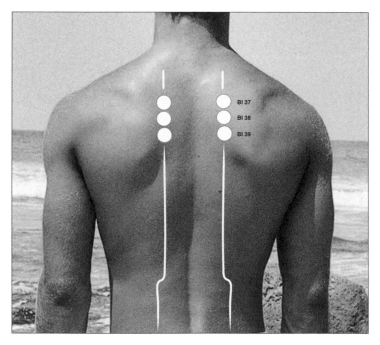

橄欖花精針灸穴位，膀胱經 37，魄戶穴；膀胱經 38，膏肓穴；膀胱經 39，神堂穴

花精與穴位的結合

橄欖花精，就像這三個膀胱經較上方的穴位一樣，提供翅膀飛往更高的頻率，所以你可以從更高的角度看待日常生活。橄欖花精與這三個膀胱經穴位配合使用，可以讓你體驗到這些翼穴提振身體的直接感受，以及這些穴位開啟時的活力湧現。

※ 中醫領域：這三個膀胱經穴位的中醫穴位編號對應如下：魄戶穴，膀胱經 42；膏肓穴，膀胱經 43；和神堂穴，膀胱經 44（在肺俞穴、厥陰俞穴、心俞穴外側）。

松樹（Pine）

　　松樹是自我寬恕，讓自己從內疚的牢籠中釋放的花精，某個層面與站在高處批判自己有關。使用松樹花精，能幫助你從這個高度爬下來，帶來「愛自己」這個禮物。松樹尤其有助於縮短犯錯、原諒自己和寬恕新錯誤之間的間隔，寬恕自己是一種有助於在生活中取得成功的技巧。

　　松樹是常青樹，象徵著生命有其永遠不滅的部分。他們喜歡在涼爽、高聳的山區生長，成長到更高、更稀薄的空氣中。漫步在松樹林中，它們以其流淌山林的綠意、清新的氣味來淨化、潔淨和刷新你的精神。

松樹花精的針灸穴位

肺經 1（Lung 1），
中府穴（Middle Palace）

　　中府穴是肺經的第一個穴位，與期門穴相連，期門穴是肝經的最後一個穴位或出口。肝臟與寬恕和擁有宏偉願景的能力有關，即使這個願景超出理性判斷。而激發中府穴能協助建立自我價值感，並看見自我的優秀本質。

三十八支巴赫花精及其對應穴位

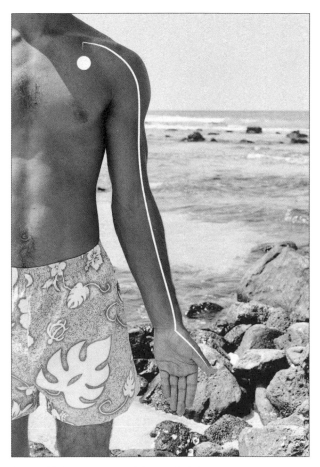

松樹花精的針灸穴位，肺經 1，中府穴

花精與穴位的結合

使用松樹花精時，你似乎可以聽到身體鬆了一口氣，因為你的身體一直想不透，為什麼一直以來總感覺生活一直在打擊它。將松樹花精加入中府穴有助於你的身體系統體驗當下真實的感覺，不再產生無力的內疚感，讓行動能力被禁錮而失去了創造性。

紅栗花（Red Chestnut）

　　紅栗花花精，是用於克服對你所愛之人的過度焦慮。這種焦慮可能是真實發生過的事情，而你害怕會再次發生；也可能是所持有的非理性恐懼。紅栗花花精有能力將你投射到所愛之人身上的能量都帶回給你，透過這種方式，你們彼此都會覺得輕鬆，並且能再次擁有對生活的正向期盼。

　　紅栗花樹是一棵美麗的中型樹，開著大束粉紅或紅色花朵，從遠處看很吸引人。而當近距離接觸，它們會散發出一種甜膩的氣味，讓人感覺難以抗拒，就像對所愛之人過度的同情，可能會令人厭煩一樣。

紅栗花花精的針灸穴位

任脈 12（Conception Vessel 12），
中脘穴（Middle Duct）

　　中脘穴連接十個主要經絡，位於自我權力王座所在的太陽神經叢的中點。當你將精力投射到其他人身上時，該穴位可以緩解隨之出現的焦慮，使你可以將各種能量系統結構重新組建在一起，重新設立彼此的界限。

三十八支巴赫花精及其對應穴位

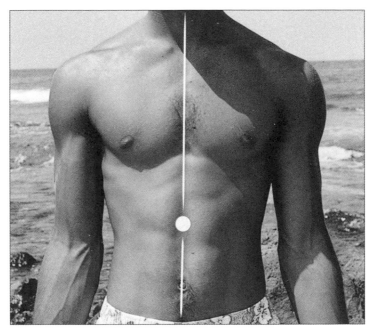

紅栗花花精針灸穴位，任脈 12，中脘穴

花精與穴位的結合

　　總是站在所愛之人的角度看世界，會讓你感到無力和失控。當你將重心回歸自我時，力量也會回歸，所有人都能就此各安其位，生活似乎也能自然地為每個人展開，無需費力。將紅栗花花精使用於中脘穴，有助於度過這轉變的過渡時期，將你身體所缺乏的管控能量歸還。

三 十 八 支 巴 赫 花 精 及 其 對 應 穴 位

岩玫瑰（Rock Rose）

　　因某些事件或經驗而陷入極度恐懼和驚慌時，可以使用岩玫瑰花精。這個極端狀態，可能肇因於心理上得面對全新且陌生的狀況，或是看起來好像會有可怕的風險，又或是一種實際威脅到生命的真實身體經驗。岩玫瑰花精能激發勇氣，讓你通過這個門檻，並使你相信，一旦通過這個考驗，你不僅能在這段經歷中倖存下來，還能綻放更美麗的花朵。

　　岩玫瑰是一種生長在草地上的矮小植物，黃色花朵散發著光芒。它的花朵扁平如罌粟花，像紙的質地，它們會以不同尋常的速度燦爛綻放，並迅速凋謝。

岩玫瑰花精的針灸穴位

任脈4（Conception Vessel 4），
關元穴（First Gate）

　　關元穴直接連接腎臟，能激發它們的穴位。腎經是生命本質的印記所在，因其深層、寒冷的性質而與恐懼的情緒相連。任脈幫助你孕育女性（陰性）的靈魂力量。刺激關元穴可以恢復你的生命力，並勇敢地通過考驗，向上進入生命。

三 十 八 支 巴 赫 花 精 及 其 對 應 穴 位

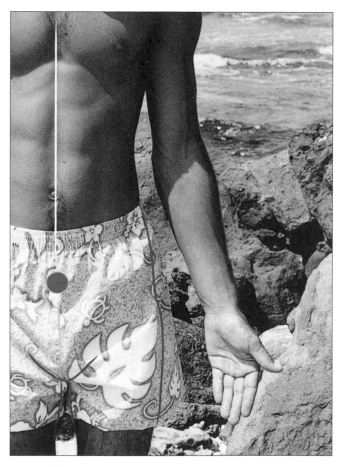

岩玫瑰花精針灸穴位，任脈 4，關元穴

花精與穴位的結合

在岩玫瑰狀態中,你需要極大的勇氣才能跨入陌生的領域,並信任在你熟悉的經驗之外,一切都會安然無恙。結合岩玫瑰花精和關元穴,可以從你的腎臟中釋放它所儲備的更新能力,讓你覺得投身在世界上是安全的。岩玫瑰花精中文又名岩薔薇。

岩泉水（Rock Water）

岩水是能釋放僵硬的靈魂力量的核心精華，讓你可以隨著生命之流再次流動。在惡劣的環境中長大或過於敏感，都會讓你形成一層保護殼，這種硬殼可能會麻木你的感情，導致對自己和他人都很苛刻。

岩泉水將阻礙能量流動的石頭屏障移除，讓生活再次變得輕鬆，也能在生活的事件中，擁有新的創造力，讓它們能有轉化的可能性。岩泉水也可用於行走在生命道路上，突破對你而言像擋路巨石的問題。

岩泉水是由英格蘭的一口聖井的水製成，數百年來以其特殊的治療能力而聞名。水的收集和製作成精華的方式，與製作花卉花精的方式完全相同。這口井周圍有很多天然岩石，會經過泉水和時間的作用而逐漸分解，使泉水具有豐富的礦物質。

岩泉水花精的針灸穴位

任脈 5（Conception Vessel 5），
石門穴（Stone Gate）

　　石門穴可以打破你表達生命力的障礙。這些生命力受三焦經的支配，並在位於身體核心的下半部、穴位後面的「燃燒空間」（burning space）中蓄積。這一穴位結合了你的心火和腎水，當傳遞這充滿活力的火與水能量到你的整個系統時，會沿途沖刷掉所有的阻礙。

花精與穴位的結合

　　岩泉水是平衡否定狀態的核心精華。將岩石水與石門穴結合時，能將囚禁生命力量的巨石撬開，讓身體缺失的活力奇蹟般地復甦。

三十八支巴赫花精及其對應穴位

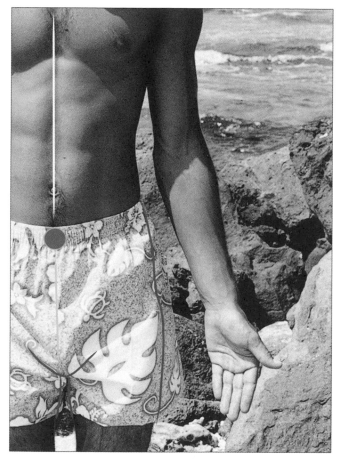

岩泉水針灸穴位，任脈 5，石門穴

線球草（Scleranthus）

　　線球草花精可以在你無法下定決心應該採取哪個行動時使用。優柔寡斷可能會導致你在兩個相反的選項之間來回搖擺不定。線球草花精作用於左腦與右腦相互協調，可幫助你識別自我內在地圖，從而清楚給予內在定位。這清晰的內在理解可以成為有力的支點，對外則以明確的行動展現。

　　線球草是一種低窪植物，靠近地面生長，看起來像是土地上的綠色墊子，開有微小的綠色花朵。這植物實體很難被找到，因為可能今天生長在這裡，第二天就被兔子吃光了。這種植物的俗名「Knawel」意思是「纏繞線上的結」，很像它有助於療癒徬徨糾結的心理狀態。線球草花精中文又名史開蘭。

線球草花精的針灸穴位

膽經24（Gall Bladder 24），
日月穴（Sun and Moon）

　　日月穴能將內在與外在結合在一起，並連結活躍陽性（或太陽）的力量，和內斂陰性（或月亮）的力量。決斷力取決於內在的確定感，透過將內心定位，外在行動會變得具有決斷力，因為內在與外在的認知，是保持一致的。

花精與穴位的結合

　　使用線球草花精可以協助整合女性（陰性）和男性（陽性）面向，讓自我完整。在日月穴使用線球草花精，可以幫助身體連結內在的定位，然後延伸成為在外在世界中為自己決定適當行動的準則力量。

三 十 八 支 巴 赫 花 精 及 其 對 應 穴 位

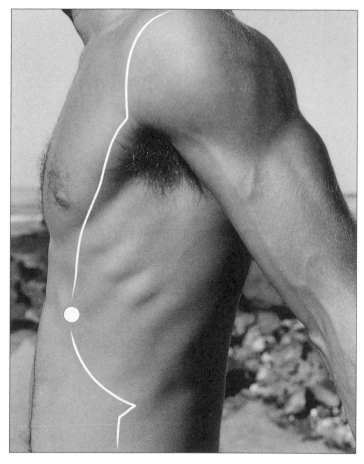

線球草花精針灸穴位，膽經 24，日月穴

聖星百合（Star of Bethlehem）

　　聖星百合是協助從長期或短期創傷中重生的重要花精。這種狀態會對心臟產生衝擊，使你無法活在當下或得到適當的滋養。聖星百合為靈魂注入神聖的奶水，為一直挨餓的靈魂提供來自天堂的食物。

　　當重新建立與自己靈魂繫的連結時，你的心就能夠再次打開，並再次擁有創造生活的能力，進而擁有新的生命體驗。聖星百合是一種微小的白百合或是洋蔥科的植物，即使在冰雪中也能將自己推出地面。要能接近它，你必須彎下腰或是跪下，才能觀賞它的極致美麗。

　　它帶有其他百合科花卉共有的神聖天性特徵：聖潔。它的白色代表來自心靈的滋養。聖星百合花精中文又名「伯利恆之星」。

聖星百合花精的針灸穴位

任脈14（Conception Vessel 14），
巨闕穴（Great Deficiency）；
任脈15（Conception Vessel 15），
鳩尾穴（Dove Tail）

　　這兩個任脈穴位直接與心經和心包經相連。震驚和創傷會凍結心臟，使你與靈魂斷開連結，並讓心臟無法將生命力傳導到身體。巨闕穴能重新建立與心臟的溝通，並再次啟動通往心包這個心臟保護器的途徑。鳩尾穴直通心包，讓你能再度體驗快樂和愉悅。

花精與穴位的結合

　　聖星百合有花精中的療癒大師的美譽，而這更體現在它的廣泛運用上。它通過任脈上的巨闕穴和鳩尾穴，重新激活心包經和心經，讓因衝擊而失去功能的靈魂力量得以重生。

三十八支巴赫花精及其對應穴位

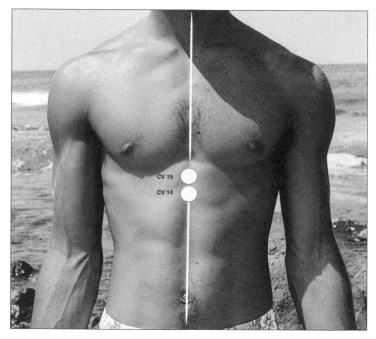

聖星百合花精針灸穴位，任脈 14，巨闕穴；任脈 15，鳩尾穴

甜栗花（Sweet Chestnut）

　　甜栗花花精能治療最深層次的焦慮，還有在痛苦中感到形單影隻的狀態。這種狀態被稱為「靈魂的黑夜」，但也是黎明即將到來的前兆。當你覺得似乎連神都拋棄你的時候，這種狀態需要釋放你對舊有事實的緊抓不放，並信任即將發生的一切。甜栗花讓你有臣服的能力，透過放手，你允許光明的力量降臨，提攜到靈魂一直渴望的更高實相。

　　甜栗花樹以其高大和堅韌的特性而著稱。它大量開花，長莖狀奶油色的花朵，像其他栗子樹品種一樣，氣味聞起來過於黏膩甜美。它的堅果被包覆在帶刺的綠色外殼中，打開外殼後露出裡面光滑的棕色堅果，是美味又營養的食物。

甜栗花花精的針灸穴位

督脈1（Governing Vessel 1），
長強穴（Long Strength）

　　長強穴是督脈的第一個穴位，也是陽氣或陽性能量降臨的進入點之一。督脈供養任脈，任脈讓精神力量在體內升起，並能跟隨陰性能量在體內上升。當你長久處於受苦狀態，長強穴可以用來啟動和提振你的身體。

花精與穴位的結合

　　巴赫醫生最初對甜栗花狀態下的形單影隻感覺的描述，能通過了解其針灸對應穴位「長強穴」的功能來闡明。這個穴位讓上升的陽性能量順著督脈的路

徑，沿著脊柱向上流動。將甜栗花花精與長強穴結合使用，會給你的身體帶來震撼推撞，協助系統充電並提升到一個嶄新且充滿光的高頻覺知境界。

長強穴位置

督脈1，長強穴位於尾骨下端，正好在屁股之間。要將甜栗花花精塗抹在該部位，請用浸過花精水的棉球，塗抹在尾骨底部。

白栗花（White Chestnut）

　　白栗花花精是緩解焦慮的花精。白栗花能在思緒四處遊蕩、焦慮不堪之際，減輕你的痛苦。這種精神上的喋喋不休，往往會逼你從各個角度不停檢視問題。這是一種怪異的感覺，似乎站在周遭每個人的視角上，一個接一個親自體驗他們對你的問題的看法。白栗花花精讓你重新回到自己的位置，釋放被禁錮的感覺，讓心靈安靜下來，從而恢復平靜。

　　白栗樹的大白花會在突出樹冠的枝枒上盛開，呈現動人的外觀。然而，當你接近花朵時，它們過於甜美的香味，可能會全面籠罩著你的感官，就像焦慮會全面籠罩你的系統一樣。

白栗花花精的針灸穴位

任脈1（Conception Vessel 1），
會陰穴（Meting of Yin）

　　會陰穴是孕育生命的節點位置，這發生於上升女性能量（陰）相會於下降的男性能量（陽）時。當這個任脈上的第一個穴位，與位於陽性能量線的督脈上的對應位置脫離時，靈魂就失去與頭腦交流的能力，你的思想會不停地打轉。

花精與穴位的結合

　　思想到處徘徊且不停打轉的狀況可能令人費解，這是一個不討喜的狀態，但卻無法阻止它的發生。將白栗花花精使用於會陰穴可以平息這種狀態，並讓你

能理解這種情況的發生，是因為自己的靈魂能量與精
神本質的脫節。

會陰穴位置

任脈1，會陰穴位於會陰部，在身體軀幹底部，兩
腿之間。要將白栗花花精塗抹在該部位，請將浸過花
精水的棉球，塗抹在軀幹底部，肛門和生殖器之間的
區域。

※ 由於位置敏感，我們選擇不以圖示來標明甜栗花和
白栗花花精的穴位位置。

馬鞭草（Vervain）

　　馬鞭草花精能協助那些有著狂熱理想的人。強大的鼓舞能力，可能會讓你在人群中脫穎而出。為了你所抱持的理想主義全然地投入，身體力行，最終反而會因為這過度的狂熱力量燃燒到自己。你自以為是的真理，毫無彈性和自由可言，也會讓身邊的人覺得受控制。馬鞭草花精能幫助你釋放狂熱，使身體重新煥發活力，讓你能順著生命之流並接受生命本來如是，好好落地生活，這讓你可以從更務實、更平和的角度看待事物。

　　馬鞭草屬植物都是莖，葉子很少，粉紅色的小花會從莖的頂端，悄悄地探出頭來。細長的莖長到三到四英尺高，當它們被風吹拂時會筆直僵硬的擺盪，給人一種緊張的印象。它美麗的花朵如此之小，像是呼喚你靠近來欣賞它們。

馬鞭草花精的針灸穴位

**膽經18（Gall Bladder 18），
承靈穴（Receive Spirit）；
膽經 34（Gall Bladder 34），
陽陵泉穴（Yang Mound Spring）**

　　這兩個穴位結合在一起，能將你的頂冠與根基相連。承靈穴是一個承接點，將屬於你的獨特自我表達方式承接到身體中。陽陵泉穴是膽經上的土（元素）穴；它為你的自我表達，通過土元素扎地生根，以奠定基礎。

花精與穴位的結合

　　承靈穴和陽陵泉穴闡明了馬鞭草狀態的困境，即總是從你的身體上方或外部，過度理想化的看待一切，並試圖將這種觀點套用在他人身上，這種嘗試會伴隨著上下分離的沮喪和不耐煩。將馬鞭草與這兩個穴位結合起來，可以立即使身體感到換然一新，並湧現出一股新的活力。

三 十 八 支 巴 赫 花 精 及 其 對 應 穴 位

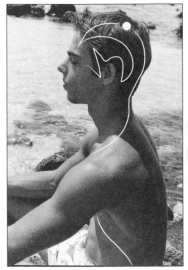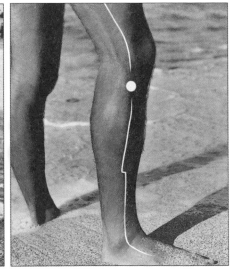

左——馬鞭草花精針灸穴位，膽經 18，承靈穴
右——馬鞭草花精針灸穴位，膽經 34，陽陵泉穴

葡萄藤（Vine）

　　葡萄藤花精可以幫助你克服用盡生命控制他人的模式。這種控制 —— 無論是陽剛有力的男性化方式，還是潛在幽微的陰性類型（被動攻擊的方式）—— 都是通過操縱和約束自己和他人的生命力，並帶有想將人和事物維持在自己所分配的空間的焦慮。葡萄藤花精允許你身邊的人自由，從而幫助你達到更高的人生目標。通過釋放你個人的意志，你的進化將重新得到更偉大的生命之流的支持，因為祂守護所有接受這種善意之流的人。

　　葡萄藤不同於其他在好幾世紀中順著四季更迭而循環生命週期的植物。因為要生產出令人讚嘆的葡萄酒，需要該年份的自然狀況符合所有條件。為此，葡萄種植者以各種方式操縱葡萄藤，而葡萄藤也操縱

種植者，因為他們經常擔心葡萄的生長狀況。最終，
來自大自然的恩惠在恰當的時間降臨，配合特殊的轉
化，才能造就一款在某一年熠熠生輝的葡萄酒。

葡萄藤花精的針灸穴位

大腸經20（Large Intestine 20），
迎香穴（Welcome Fragrance）

　　迎香穴是大腸經的最後或出口穴位，它通向胃經的第一個或入口穴位——承泣穴。迎香穴釋放你的虛假動機，並歡迎你自我本質所散發的「香味」。放下想精煉他人的嘗試，你為自己靈魂迎來了一個豐收的新季節。當這釋放的能量傳播到胃經的入口，並與承泣穴連接時，土元素將以嶄新的層次支持和歡迎你。

三十八支巴赫花精及其對應穴位

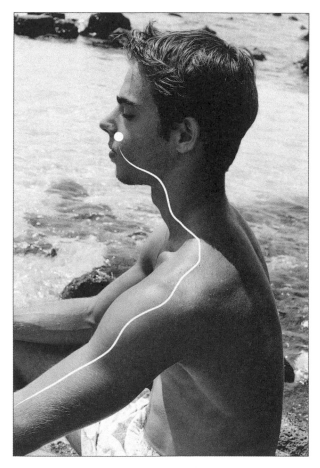

葡萄藤花精針灸穴位,大腸經 20,迎香穴

花精與穴位的結合

　　想控制他人會給身體帶來壓力。將葡萄藤花精應用於迎香穴可以釋放這種緊張感，讓你能體驗與生活交融的新感受。迎香穴（位於鼻孔的左右兩側）恰如其分地與葡萄酒從業者相關，他們通過氣味來衡量葡萄酒的品質。

胡桃（Walnut）

　　胡桃是一種協助度過轉變，並讓自己擺脫周遭環境影響的花精。在轉換的臨界點上，你可以使用胡桃花精協助身體或心理上的變動，例如分娩或結婚。它促進意識躍升和轉換的能力，使其成為一種重要且通用的花精，可以幫助你在新的層級上，重新創造生活體驗。

　　胡桃是長著橢圓形葉子的大樹；它們開花時掛著綠褐色的雄柳絮花（雌花比較小，綠色梨形）。這種樹所分泌出的物質會形成酸性土壤，因此它通常是單獨存在的。胡桃堅果類似於人類的大腦，有兩個線條分明的側瓣和連結它們的橋樑。

胡桃花精的針灸穴位

小腸經16（Small Intestine 16），
天窗穴（Heavenly Window）

　　天窗穴是一個「通向天空的窗口」，身為進化中的個體，天窗穴可以讓你對自我開放並保有願景。小腸從不純淨的物質中篩選出純淨的物質，轉化為可用的能量。該穴位能啟動提供轉化的儲備能源的開關，使你能夠進入下一個階段。就像一個階段的「畢業」典禮，它為獨一無二的你提供對自我的最佳視角，和對未來的願景。

三十八支巴赫花精及其對應穴位

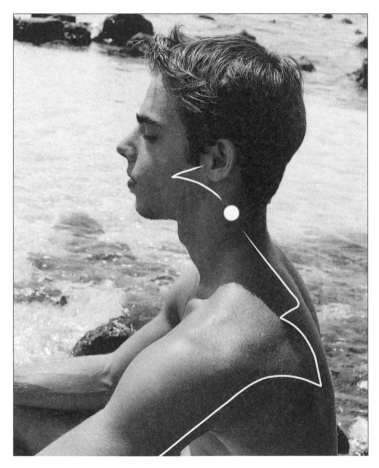

胡桃花精針灸穴位，小腸經 16，天窗穴

花精與穴位的結合

　　將胡桃花精與天窗穴相結合，讓身體能從混亂的創造性能量做成的繭中釋放出來，蛻變成蝴蝶的形式，自由飛翔。

水堇（Water Violet）

水堇花精是一種適合柔嫩靈魂狀態的花精，有助於你在獨處中找到安定感。通常水堇狀態的人，常常是有成就和自給自足的，具有獨特的氣質和天賦，可能常會吸引周遭的人接近。

水堇花精能幫助你更充分地融入世界，並大方分享你散發的芬芳。你對世界的排斥和單獨僻靜的需求，會被新注入的溫暖所軟化並感到充實。

水堇是一種水生植物，淡紫粉色的花朵在纖細、直立的莖上仰著頭，而葉子和根部則完全浸沒在水中，由於無法接受陽光直射，葉子通過它們生活的液態介質進行光合作用。

水菫花精的針灸穴位

肺經2（Lung 2），雲門穴（Cloud Gate）

雲門穴是肺經將其能量和信息從乙太中帶入體內的轉折點。當肺的能量過度膨脹，你可能會不食人間煙火，想讓自己超凡脫俗，從而與人脫節。這個穴位將生命力從雲端帶出並扎根於地面，在浮力和重力之間形成均衡的層次。

花精與穴位的結合

水菫類型的人對地球本身有種排斥感，對粗俗事物過於敏感，在這種狀態下，他們會有孤立自我的傾向。將水菫花精使用在雲門穴，可以讓這種過於高尚的生命觀洩氣降落，使身體能自然呼吸，並以腳踏實地的方式加入他人。

CHAPTER 4

三 十 八 支 巴 赫 花 精 及 其 對 應 穴 位

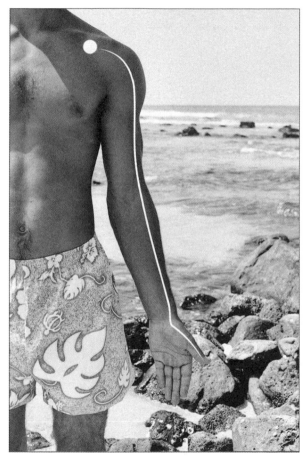

水堇花精針灸穴位，肺經 2，雲門穴

225

野生燕麥（Wild Oat）

　　野生燕麥是能解決工作或生命目標相關問題的花精。這個狀況可能是正在尋找人生目的，或對下一步行動感到疑惑；也可能全神貫注於平常的生活任務，卻感到很不快樂。使用野生燕麥花精，可以引導你一步步實現自己認為的此生天職，並能因而感受到極致的熱情和甜美。

　　野生燕麥長得很高，而它們下垂的綠色圓錐花朵在風中搖曳。當它們在微風中來回搖曳時，給人一種自由的印象。與許多其他長在地面上的草不同，野生燕麥從地面拔高而起，遠遠就能看到。

野生燕麥花精的針灸穴位

督脈4（Governing Vessel 4），
命門穴（Gate of Life）

　　命門穴是腎臟先天水的力量，與心臟精神力量，結合成「水火互根」的地方。這個穴位溫暖你的命運之水，如同一個有大量熱水可用的房子。這穴位的區域是讓脊柱保持上半身筆直的支點或節點，也是下背部疼痛的常見部位，通常是由過度勞累工作所導致的壓力和緊張所引起。

花精與穴位的結合

當生命像風中的野燕麥一樣垂頭喪氣時，在命門穴使用野生燕麥花精，能夠幫助身體重新挺立起來。這個部位有一個能量開關，當督脈上的陽性能量被水、火力量啟動，就能開啟這個開關，讓活力能在你的系統中奔流。

三 十 八 支 巴 赫 花 精 及 其 對 應 穴 位

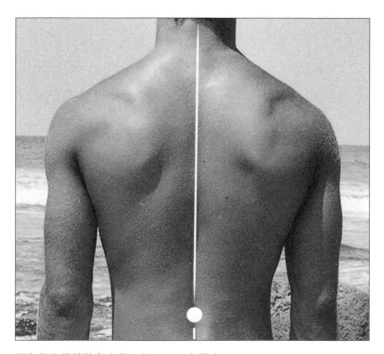

野生燕麥花精針灸穴位，督脈4，命門穴

野玫瑰（Wild Rose）

　　野玫瑰花精能療癒長期的耗損和過度聽天由命。遭受了太多的苦難，你可能不再期望從這種打擊中恢復過來，深深的悲傷感會讓心感到沉重。使用野玫瑰花精可以恢復精神，給心帶來慰藉，讓你再次對生活充滿了愛。在經歷了許久的荒蕪後，熱情又回到你的身上。

　　野玫瑰是一種美麗的灌木，能盛放五片粉色或白色花瓣的美麗玫瑰花。所有的玫瑰都蘊含著珍貴的能力，以對生命的熱愛來照亮我們的心靈。英國野玫瑰擁有復甦進入新生活的希望的加倍力量。野玫瑰花精中文又名野薔薇。

野玫瑰花精的針灸穴位

督脈10（Governing Vessel 10），
靈台穴（Supernatural Tower）；
督脈11（Governing Vessel 11），
神道穴（Spirit Path）

　　督脈監督整個系統，並指導心經如何和諧地引導你的系統。靈台穴和神道穴的結合能點燃心靈，為你的人生目標構想好範本。靈台穴使你能夠看到這個人生目標，而神道穴直接連接到心臟，並幫助你在當前的道路上保持與這個目標的一致性。

花精與穴位的結合

在野玫瑰狀態下，你的頭和上半身會垂下，看起來垂頭喪氣。將野玫瑰花精使用於靈台穴和神道穴的後心輪部位，讓你可以再次抬頭挺胸，充滿熱情地凝視眼前的生活之美。

三十八支巴赫花精及其對應穴位

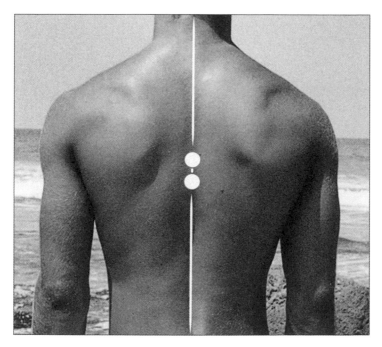

野玫瑰花精針灸穴位，督脈 10，靈台穴；督脈 11，神道穴

柳樹（Willow）

　　柳樹是緩解怨恨情緒的花精。當你在對他人付出時，若無法建立適當的界限，苦澀的感覺就會累積，在心中建立起冰冷的憤怒水壩，並抑制你感受喜悅的能力。柳樹花精有助於釋放這種冰冷的憤怒，這樣你的力量就可以在玫瑰色調的熱情之愛中再次被點燃。當你能隨著生命之流流動時，對他人的寬恕是順著生命之流往上提升的自然表達。

　　柳樹在流水附近快速生長。它快速增長的活力，使其成為標記邊界的理想選擇。在早期，人們將其富有彈性的樹枝編織在一起作為柵欄。柳樹發芽時生機勃勃，美麗的樹枝上長滿了長長的橢圓形綠色葉子，它們最著名的是具有彈性的枝葉在風中流動和跳躍時的動感。

柳樹花精的針灸穴位

肝經 4（Liver 4），
中封穴（Middle Seal）

中封穴是肝經上的金（元素）穴，可用於治療關節炎。在中國古代，一封信上會有三個識別蠟印，中間的印是皇帝或皇后的標誌。中封穴位能連結內部的帝后，恢復你透過自我力量執行權威的能力。通過重新連接你的真我，該穴位可以幫助你釋放憤怒的石化能量，原諒他人的行為。寬恕能釋放固化的能量（金元素）。

花精與穴位的結合

　　當你無法激發內在火焰，以維護自己的最大利益時，柳樹狀態就會積聚苦澀。透過深埋你認為的外部侮辱或傷害，會將這些經歷內化，導致能量被鎖定並固化堆積，這可能導致關節炎。將柳樹花精應用於中封穴，可以讓你釋放這些硬化的堆積，並能快樂地接受自己的力量。

三十八支巴赫花精及其對應穴位

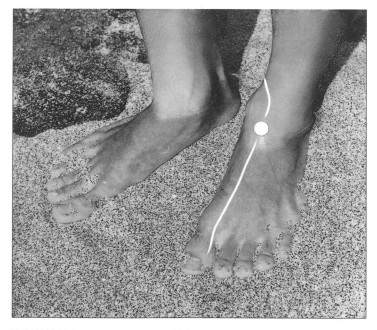

柳樹花精針灸穴位，肝經 4，中封穴

特殊治療方式

在我們為本書進行研究的過程中，自然發展出以下幾種特殊治療方式。這些治療方式最好採用以水稀釋花精的方法，塗抹後躺下休息四十五分鐘，但你也可以直接敷過夜，效果也是很好。另一種選擇是每天使用二～三次，之後正常進行日常活動，無需休息。做對你有吸引力的事情，相信你的身體有能力指導你選擇最適合的方法。（有關應用說明，請參閱第三章。）

我們會建議每天一次有休息的治療方式，持續七天；或每天二～三次，將花精使用在穴位上，但不休息的治療方式，持續七天。

三十八支巴赫花精及其對應穴位

　　某些體質可能會發現，每週進行三次治療，而不是每天進行治療會更順利。

　　觀察你的身體，以了解什麼是最適合你的治療方式和頻率。如果你始終牢記每天進行治療，則表明你的身體正受益於這種治療節奏。如果你發現自己忘記進行治療，這可能意味著你的身體正在吸收之前的治療，如果是這種情況，請相信你的身體知道自己在做什麼，並相應地調整你治療的節奏。

　　請查閱每種花精的穴位身體圖示，以確定應用的具體位置。

治療焦慮：重生

◎甜栗花花精，白栗花花精，
紅栗花花精，栗樹芽苞花精

此種治療方式對長期焦慮的逐漸釋放很有用。我們建議你重讀本書中對這些花精的描述，以了解其應用在穴位上的靈魂和精神層面的幫助，如何有助於治療焦慮。

我們建議按照下列順序，輪流使用這四種栗樹的花精，每種花精持續七天：

從甜栗花花精開始，到栗樹芽苞結束。使用這四種花精，將會為一直在焦慮中受苦的身體帶來喜悅的釋放。如果你覺得七天後，正在使用栗樹的花精治療

還沒有結束，請延長它的使用時間，直到你準備好繼續使用下一個。使用栗樹芽苞花精，在某些情況下可能會感覺不是那麼放鬆，因為它要把你長時間深藏在內在，自我最珍貴的一面帶入這個世界。善待自己，並根據你的舒適程度使用每種治療方法。如果強烈的情緒浮出水面，你可以放慢治療速度，讓自己有時間消化轉變，並在準備好時恢復治療速度。如果你已經準備好釋放積存的緊張情緒，無論你可能會遇到任何不適，請保持相同的節奏，並且相信狀態會很快過去。（每個人都會有獨特的感覺；不舒服比較少見，通常是深度放鬆，而且通常是短暫的，所以請對這個過程有信心。）

第一週：甜栗花花精：恢復精神
第二週：白栗花花精：恢復靈魂
第三週：紅栗花花精：恢復力量
第四週：栗樹芽苞花精：重生

消除沮喪：恢復光明

◎ 溝酸漿花精，芥末花精，岩玫瑰花精

當你感到沮喪、悲傷或情緒低落時，就可以使用這種治療方法。重新閱讀這三種花精的描述，認識每種花精如何有助於恢復幸福。這個治療方式操作簡單，抑鬱狀況輕者，執行此治療方式一輪，即可有很好的效果。必要時可長期使用。

使用七天是一般的治療方法，效果極佳；但是如果你的抑鬱情況長期存在，那麼你可能需要使用三十天。

此種治療程序如下：

　　一次使用所有三種花精。取每種花精（溝酸漿、芥末、岩玫瑰）各二～四滴，滴入一碗溫水中；將布浸入這花精水中，擰乾，然後依照前面穴位與花精的對應圖，直接擦拭在與此三種花精相應的穴位上。（由於這些穴位位置很靠近，使用浸過花精水的毛巾擦拭整個區域，比用棉球塗抹更能輕易覆蓋到這些穴位。）

火元素與水元素：
用熱情連結生命目標

◎冬青花精，野生燕麥花精

　　巴赫醫生認為野生燕麥花精和冬青花精，是他的療癒系統中的兩個「多功能花精」（polycrests）。意思是這兩種花精對任何類型的條件都會產生積極的影響，並且可以在特定狀況下，不太清楚使用哪種花精時使用。將這兩種花精同時塗抹於命門穴（位於下背部區域的督脈上），不僅可以開啟你的命運之門，也可以開啟你對生活的熱情。命門穴是水元素（野生燕麥）上升，火元素（冬青）下降的地方。當這兩條溪流在這個穴位相遇時，就會產生水火既濟，並為整個系統提供強大的火花，注入光和熱。

三十八支巴赫花精及其對應穴位

此治療方式如下：

　　將野生燕麥和冬青花精各二～四滴，滴入一碗水中，將棉球浸入水中，然後塗抹在命門穴上，建議在此治療後仰臥四十五分鐘休息。

急救

◎ 紫金蓮花精，櫻桃李花精

在經歷驚嚇狀況的期間或之後，需要恢復和穩定自己時，你可以使用這種治療方式。紫金蓮花精能將你的心與頭連結，而櫻桃李則將你帶回自己的身體中，這兩個花精合併使用，是一個很有效的緊急治療方式。

使用時，將櫻桃李花精和紫金蓮花精各二～四滴，滴入一碗水中，然後拿棉球浸濕後，在你的心臟周圍和頸背上大圈塗抹。（請參考櫻桃李花精針灸穴位：大椎穴的具體位置圖片，大椎穴是櫻桃李花精的對應針灸穴位。）你也可以直接用商店購買的原瓶花精來執行這種治療方式，以獲得更迅速的效果。花精

的濃度越高，效果可能越好。直接取用花精原液來塗抹在皮膚區域時，請注意不要將滴管接觸到皮膚，因為當你將滴管放回瓶中時，皮膚上的油脂可能會影響瓶中剩餘花精的功效。

花精加冕

◎橄欖花精，聖星百合花精，野玫瑰花精

這些是美妙的多用途治療花精，能將心包經（心臟保護器）連接到心經，並啟動後背心臟區域和肩胛骨處的「翅膀」。花精加冕法能向頭部傳遞新的能量和光，並開啟顱板。花精加冕這個名稱，就是因為在使用這種治療方式的過程中，感覺像是頭的冠部周圍被香氣和恩典圍繞，因此得名。這是長期疲憊的良好對治方法，因為百合（聖星百合）和玫瑰（野玫瑰）的組合激發了心臟區域，而橄欖和野玫瑰的組合，則能提升並更新你的生命力。

此治療方式如下：

　　將野玫瑰、聖星百合和橄欖花精，各二～四滴放入一碗水中。使用兩～三個棉球，按照特定花精對應的身體穴位圖，塗抹在對應的身體區域上，接著躺下休息二十～四十五分鐘。（橄欖和野玫瑰花精的針灸穴位區域，是你自己較難以使用到的部位，很可能會需要其他人協助在這些背部區域塗抹花精。）你也可以在開始日常工作前，將花精滴入水中，簡單地塗抹在這些部位；或者在這些部位上用浸濕花精水的毛巾敷一整夜。

　　每天使用一次，連續七天，是這種治療方式的良好節奏。

花精及其對應經絡

膀胱經	白楊、鐵線蓮、角樹、橄欖
任脈	栗樹芽苞、榆樹、紅栗花、岩玫瑰、岩泉水、聖星百合、白栗花
膽經	山毛櫸、鳳仙花、線球草、馬鞭草
督脈	櫻桃李、甜栗花、野生燕麥、野玫瑰
心經	紫金蓮、冬青
腎經	龍膽、溝酸漿、芥末、橡樹
大腸經	野生酸蘋果、葡萄藤
肝經	荊豆、柳樹
肺經	忍冬、松樹、水堇
心包經	龍芽草
脾經	石楠
小腸經	胡桃
胃經	矢車菊、菊苣
三焦經	落葉松

作者
註記

本書的研究是使用 the Healing Herbs English Flower Essences 這個品牌的花精，是完全根據巴赫醫生指示的方式製成的。但是我們偶爾也會使用 Nelsons Bach Original Flower Remedies 的巴赫花精進行測試，華倫有一套他在三十年前購買的花精套組，仍然很有效。

我們並不覺得哪個花精品牌優於另一個品牌。出於研究目的，建議你們都可以試試這兩個品牌，觀察哪個品牌的花精最能滿足你的療癒需求或客戶的需求。

我們還想明確指出，這項研究工作源於我們自己的疑問，和想要研究這些看法的願望。沒有任何公司、組織或其餘商業機構，與這項研究有任何關係，或以任何方式獲得資助，這研究完全由作者們自己出資。在我們嘗試這些想法之前或期間，我們沒有與任何組織聯繫，也沒有通知任何組織有關這項研究的消息。直到這本書即將被出版時，才通知我們各自生活

領域的一些人（我們個人所認識的人）關於這本書的
事情，以便向出版社保證，這本書會被更廣大的群體
所接受。

　　因為本書的研究是在我們自己的私人領域內進行
的，直到我們認為它已經準備好被帶入大眾視野中。
所以本書中的治療方式，已經用於我們自己的客戶、
朋友和家人。根據身體本身的思想來做花精在穴位上
的外部使用，在我們既有的認知上提供了基礎。我們
收集的案例，有很多顯示出一種直接來自身體的有趣
交流，以及接受這些治療的人一種新能力，即僅僅根
據自身身體的洞察力作為參考原則，而採取治療行
動。

　　你可以在 www.floralacupuncture.com 了解更多內
容。

其他產品

　　黛博拉·克萊頓是 Floracorona 的總裁，該公司生產花精、水晶礦石精素（gem elixirs）和原創的日光能量彩光精素（sun-potentized colored light elixirs），專為身體的外用和內服等用途設計，包括應用於經絡穴位。你可以在 www.floracorona.com 網站查看她的產品。

　　華倫·貝洛斯製作了一個二十七小時系列講座的錄影，深入解釋了五行理論，以及大多數穴位的描述和功能。它最初是為了幫助中醫領域理解五行理論，並將其應用於臨床實踐而錄製的。多年來，其他治療師和業餘人士發現這些內容既有啟發性又實用。而你可以在以下網址找到有關此系列講座錄影的資訊：www.floralacupuncture.com。

花精供應商

Flower Essence Services

P.O. Box 1769

Nevada City, CA 95959 800-548-0075

info@flowersociety.org www.fesflowers.com

Healing Herbs, Ltd.

P.O. Box 65 Hereford HR2 0UW United Kingdom

+44 (0) 1873.890218

info@healingherbs.co.uk www.healingherbs.co.uk

Nelson Bach USA, Ltd. 100 Research Dr.

Wilmington, MA 01887

800-319-9151

info@nelsonbach.com www.nelsonbach.com

花精、針灸與自我療癒

　　需要注意的是，花精是一種自我療癒方式，你可以在健康食品等商店買到，它們被當成營養補充劑出售。它們是完全安全的，也會帶來良好的效果。但是這個療癒過程會需要你的精神參與，因為它們可能會讓潛意識層面一直困擾你的事情浮出水面。此過程有時可能會有一段不太舒服的時期，你的情緒、精神和身體症狀，可能會在短時間內加劇並看似「惡化」。（這通常稱為「康復危機」。）在這段短暫的時間之後，你通常會感覺比以前更好，並能以更高的頻率來體驗生活。出於這個原因，花精主要會吸引那些希望能為自己的健康和幸福負責任的人，並被他們使用。一般來說，花精不會吸引那些需要被監督健康相關狀況的人，也不會被那些人所使用，除非是由醫療保健專業人員提供。

　　如果你正在接受健康相關專業人員的諮詢，我們建議你向他們展示這本書。在專業指導下使用這些治療方式，可能會為你的康復之旅提供所需的支持。這也是增強你的信心，讓你想在未來學習如何結合自助療癒技術的好方法。

　　將巴赫醫生的花精與針灸穴位連結起來是一種嶄新的療癒方式。隨著越來越多的人使用這些治療，更多人們的身體能共享並吸收這些信息，隨著這些信息下載到我們這個行星的乙太中，將成為帶來幸福的新可能性。

　　如果初次使用這些治療方法讓你感到不適，你可以先停止使用它們，並在專業環境中或指導下再次體驗。

　　如果你習慣於自我療癒並且對結果感興趣，那麼本書的治療方式，可能會成為你的自我照護百寶箱中

受歡迎的補充。

　　黛博拉・克萊頓和華倫・貝洛斯都可以接受電話諮詢。你可以在 www.floralacupuncture.com 找到他們個人的聯繫資訊。

致謝

感謝我們的客戶，他們的智慧和善意如同盛載著生命物質的聖杯，讓我們得以藉此誕生出這本著作。

同時還想對以下在我們各自專業領域中，幫助過我們的老師獻上感謝：

法蘭西絲卡・麥卡尼（Francesca McCartney）直覺醫學學院（the Academy of Intuition Medicine®）創始人兼負責人。

J. R. 沃斯利和馬里蘭州的傳統針灸研究所（TAI Sophia）的老師們。

研發針灸技藝的道家宗師們。

巴赫花精的發現者愛德華‧巴赫醫生（Dr. Edward Bach）

花精協會（Flower Essence Society）的聯合創始人和董事理查德‧卡茨（Richard Katz）和帕特里夏‧卡明斯基（Patricia Kaminski）。

想衷心的給予麥可‧克雷登（Michael Craydon）一個夏威夷式「Aloha」問候，他非常寬宏的同意了成為本書所有示範照片的模特兒，而這些照片是在夏威夷大島其中幾個他最喜歡的衝浪點拍攝的。

我們還想感謝慷慨又親切的編輯安妮‧尼爾森（Annie Nelson）以及天空藝術／跨界出版社（Celestial Arts／Crossing Press）的喬‧安‧迪克（Jo Ann Deck），她表示：「這本書宛如祈禱」，並協助出版

此書。

　　更重要的是，對於水、地球和天空，我們致上愛與感謝，因為它們提供了一個如此美麗的家園，讓我們在其中體驗生活。

Beautiful Life　77

巴赫花精與經絡 透過花精穴位敷貼，由身入心，校調整體能量，綻放生命光彩
Floral Acupuncture: Applying The Flower Essences Of Dr. Bach To Acupuncture Sites

作者——華倫·貝洛斯（Warren Bellows）、黛博拉·克萊頓（Deborah Craydon）
譯者——舒子宸
審定——李頴哲
責任編輯——韋孟岑
版權——吳亭儀、江欣瑜、林易萱
行銷業務——黃崇華、賴正祐、周佑潔、賴玉嵐

總編輯——何宜珍
總經理——彭之琬
事業群總經理——黃淑貞
發行人——何飛鵬
法律顧問——元禾法律事務所 王子文律師
出版——商周出版
　　　台北市104中山區民生東路二段141號9樓
　　　電話：(02) 2500-7008　傳真：(02) 2500-7759
　　　E-mail：bwp.service@cite.com.tw
　　　Blog：http://bwp25007008.pixnet.net./blog
發行——英屬蓋曼群島商家庭傳媒股份有限公司城邦分公司
　　　台北市104中山區民生東路二段141號2樓
　　　書虫客服專線：(02)2500-7718、(02) 2500-7719
　　　服務時間：週一至週五上午09:30-12:00；下午13:30-17:00
　　　24小時傳真專線：(02) 2500-1990；(02) 2500-1991
　　　劃撥帳號：19863813　戶名：書虫股份有限公司
　　　讀者服務信箱：service@readingclub.com.tw
　　　城邦讀書花園：www.cite.com.tw
香港發行所——城邦(香港)出版集團有限公司
　　　香港灣仔駱克道193號超商業中心1樓
　　　電話：(852) 25086231傳真：(852) 25789337
　　　E-maiL：hkcite@biznetvigator.com
馬新發行所——城邦(馬新)出版集團【Cité (M) Sdn. Bhd】
　　　41, Jalan Radin Anum, Bandar Baru Sri Petaling,
　　　57000 Kuala Lumpur, Malaysia.
　　　電話：(603)90578822　傳真：(603)90576622
　　　E-mail：cite@cite.com.my

美術設計——copy
印刷——卡樂彩色製版印刷有限公司
經銷商——聯合發行股份有限公司 電話：(02)2917-8022　傳真：(02)2911-0053

2022 年（民111）08月11日初版
定價480元　Printed in Taiwan　著作權所有，翻印必究
ISBN 978-626-318-369-8
ISBN 978-626-318-371-1（EPUB）

城邦讀書花園
www.cite.com.tw

線上版讀者回函卡

國家圖書館出版品預行編目(CIP)資料

巴赫花精與經絡 / 黛博拉·克萊頓（Deborah Craydon），華倫·貝洛斯(Warren Bellows)著；
舒子宸譯. -- 初版. -- 臺北市：商周出版：英屬蓋曼群島商家庭傳媒股份有限公司城邦分公司發行，
民111.09　264面；14.8*21公分
譯自：Floral Acupuncture: applying the flower essences of Dr. Bach to acupuncture sites.
ISBN 978-626-318-369-8（精裝）

1. CST: 自然療法　2. CST: 芳香療法　3. CST: 針灸　418.995　111010892

Beautiful Life

Beautiful Life